免疫パワーでがんと戦う

ホンモノ健康食品 β-グルカンとは？

医学博士
石渡 一夫

はじめに

免疫という言葉に触れる機会が増えてきました。二〇一八年に京都大の本庶佑博士が「免疫医療」の研究でノーベル賞を得たことは、多くの人の記憶に新しい出来事でしょう。さらにテレビやインターネットに日々接していると、「〇〇は免疫力に効く」といった情報は当たり前のように流れています。

しかし免疫とは一体、何を指すのでしょうか。体内のどこにあって、どのような働きをしているのでしょうか。さらに免疫は健康とどのような関わりを持つのでしょうか…。このような根本的な疑問にテレビやネットのニュースは答えてくれません。そしてこの本を手に取ってくださった方々は、多かれ少なかれ、免疫についてもっと深く知りたいという思いを持ってくださっているのだと思います。

実は科学の世界でも免疫システムについて詳しく分かってきたのは最近のことです。免疫はウイルスや細菌といった異物の侵入から体を守ってくれますが、ありとあらゆる異物を攻撃するわけではありません。食べ物をはじめ人体にとって有用な異物はたくさんあります。ですから体内に入ってくる異物を「敵か味方か」判断する力を免疫は持っているのですが、このような能力が発見されたのはたかだか30年ほど前のことです。医学の世界では免疫医療は常識と言えるまで普及していませんし、それゆえに一般の方が免疫について知らないのも当然のことなのです。

本書はまず、免疫とは何であるか、健康とどのような関わりを持つか、といった基本的な問題を可能な限り分かりやすく解説しています。免疫とは大まかにいって白血球の働きであること、その白血球に含まれる様々な免疫細胞が私たちを病気から守ってくれていること、そして免疫細胞の働きは生活習慣によって高められることなど、免疫を理解する上での基礎を本書の読者はつかむことができるでしょう。

次に本書が解説するのは、免疫とがんとの関係です。日本人の2人に1人がかかるがんは、日々の細胞の生まれ変わりの過程で生じるちょっとしたミスが原因となっています。しかし小さなミスがそのままがんに直結することはありません。なぜなら体内に備わった免疫システムが、ミスによって生じたがん細胞を発見し、退治してくれるからです。このようにがんの進行にとって免疫は極めて重要な役割を果たしています。特にがん細胞の発見と攻撃に携わる「NK細胞」などの自然免疫を高めておくことは大切です。本書はがんと向き合い、予防するための免疫の働きを詳しく説明しています。

最後に、免疫パワーを食品の力で高める可能性について本書は考えます。免疫医療は最先端の手法ですから、医療保険の適用内で受けられる処置は多くありません。それゆえ巷には最新の研究をうたって「免疫力を高める」と宣伝する健康食品が多く出回っています。しかし当然のことですが、効果のない食品を摂取し続けても意味はありません し、有害な場合すらあります。本書では科学的に効果が検証されているβ-グルカンによる免疫活性化を例にとり、ホンモノの健康食品の見極め方を読者に知っていただきたいと思います。

著者は長年、科学的な証拠(エビデンス)のある健康食品を求めて研究活動をしてきました。本書で取り上げる「超微粒子β-グルカン」のように、学術的なエビデンスが数十件に及ぶ食品は稀です。本書ではβ-グルカンによる免疫活性化のメカニズムや効果について、学術論文を分かりやすく解きほぐすことで明らかにしたいと思います。

読者の皆さんが免疫パワーや健康食品について深く知ることを通じ、がんと正しく向き合えるようになることを願ってやみません。

CONTENTS

CONTENTS

Chapter 1
免疫とは?

ノーベル賞で注目される「免疫医療」
〜誰もが持つ「内なる力」を利用

誰もが備える「内なる力」

二〇一八年十二月十日、スウェーデンの首都ストックホルムで、京都大の本庶佑（ほんじょ・たすく）特別教授にノーベル医学生理学賞が授与されました。和服姿で授賞式のスピーチに立った本庶さんは、壇上からこう呼びかけました。「地球上の全ての人が免疫療法の恩恵を受けて健康になってほしい」

本庶さんは私たちの体に備わる「免疫」の力でがん細胞を殺す治療法の確立によりノーベル賞を受賞しました。がんの治療法といえば長い間、①切り取る「手術」②X線などを当てる「放射線」③化学物質で抑える「抗がん剤」の三つの治療法が柱となってきました。三つの治療法はいずれも「外からの力」でがんを治す点で共通しています。これに対して免疫は人間の誰もが自分の体内に備えている「内なる力」です。

誰もが備える内なる力ですから、免疫パワーを利用した治療法の活用範囲は広く、可能性も大きいと考えられてきました。実際、本庶さんがスピーチで言及した広い意味での免疫医療の起源は200年以上前にさかのぼります。

始まりはジェンナーの発見から

人類で最初の免疫医療と言われるのは、18世紀後半、ジェンナーという英国の科学者が天然痘の大流行を止めるために試みた「種痘」という治療法です。ジェンナーは、牛痘(人間が命を落とす危険のない、牛の天然痘)に感染した人の水ぶくれから膿を採取し、それを天然痘にかかっていない8歳の少年の腕に注射して、わざと軽い牛痘を発症させました。すると、その少年の体内には天然痘に対する抗体ができ、約2ヶ月後に本物のヒト天然痘を注射した時に病気を発症しなかったのです。この発見は「一度病気に感染した人は二度かかりにくい」「病気から回復した人には、病気になる前になかった力が宿る」という免疫学の基本的な考え方をもたらしました。

予防接種も免疫医療の一つ

その後の200年余りで免疫学は大きな発展を遂げ、私たちの身の回りでも活躍しています。ウイルスや細菌の感染を防ぐための「予防接種」もその一つです。予防接種は病気の原因となる微生物の力を少し弱めてから私たちの体に投与します。私たちの体に備わった免疫はその微生物と戦い、これを倒すことで以前よりも強い免疫パワーを手にするのです。ワクチンという弱い微生物をわざと体内に入れることで内なる力を呼び覚ます－こうした予防接種の考え方の大元にも、先に紹介した「一度病気に感染すると二度はかかりにくい」という免疫学の基本が生かされています。

21世紀の免疫医療

そして21世紀の免疫医療の最前線とされているのが、人類の大敵であるがんとの戦いです。がんの免疫療法は半世紀以上前から研究されてきましたが、なかなか成果を得ることができずにきました。がん、免疫それぞれの仕組みが複雑であるため、原因の究明や治療効果の証明に長い時間がかかったのです。しかし本庶さんをはじめ多くの科学者や医師の努力により、免疫医療はがん治療の主役の座に立ちつつあります。

本書も「内なる力」である免疫パワーを高める方法を紹介することで、多くの人たちが健康になることを願ってやみません。

【免疫医療の歴史】

紀元前

●紀元前5世紀のギリシャ。感染症の病人の看護は「一度病気にかかって完治した人」が担った記録がある(トゥキディデス「戦史」)。→病気と戦うことで免疫パワーが高まることは古代から知られていた。

↓

18世紀末

●英国の医師エドワード・ジェンナーが牛の病気である「牛痘」にかかった人が当時の流行病である天然痘にかからないことに着目。牛痘になった人の膿をわざと注射することで、天然痘への抵抗力を高めた。→免疫の力を生かした「ワクチン接種」の始まり。

↓

~20世紀末

●ワクチン接種が天然痘やペスト、破傷風に応用され、多くの感染症を人類が克服する。

●20世紀後半には、人体が元々備える「自然免疫」の仕組みを米国人の免疫学者チャールズ・ジェンウェイらが解明。医学への応用も進む。

↓

21世紀~

●がん治療への免疫パワーの応用が本格的に進む。

●2018年には本庶佑氏らが「がん免疫療法」でノーベル賞を受賞。本庶氏が生み出したがん治療薬「オプジーボ」が16年から医療現場で用いられるほか、「キムリア」などの免疫治療薬も登場。

そもそも「免疫」とは？
～白血球が外敵を撃退

日常会話でも使われる「免疫」

「私は辛いものには免疫がないので…（苦手です）…」。「免疫」という言葉は日常会話にもしばしば出てきますが、そもそもどういう意味を持つのでしょうか。漢字に注目すると「疫」を「免れる」、つまり病気にならなくて済むというような印象を受けます。二〇一八年に刊行された最新の『広辞苑』第7版には次のような定義が記されています。

【めんえき：免疫】

①生体が疾病、特に感染症に対して抵抗力を獲得する現象。自己と非自己を識別し、非自己から自己を守る機構で、脊椎動物で特に発達。微生物など異種の高分子（抗原）の体内への侵入に対してリンパ球・マクロファージなどが働いて特異的な抗体を形成し、抗原の作用を排除・抑制する。獲得免疫と自然免疫がある。

②比喩的に、物事がたび重なって、その事に慣れてしまうこと。

日常会話で使う免疫は②の意味として、①はとても難しいですね。体に入ってくる異物（非自己）をやっつける（排除・抑制する）、ここではそのくらいで覚えておけばいいでしょう。

免疫システムの主役「白血球」

ちなみに英語で免疫のことをimmuneといいます。権威のあるケンブリッジ辞典には、とてもシンプルな次のような説明が載っています。

【immune】＝特定の血中成分によって特定の病気から保護されていること

実はこの「血中成分」という言葉から入ると、免疫の仕組みがよく理解できるのです。ここに出てくる血中成分とは、簡単に言ってしまえば白血球のことです。理科の授業で血液には赤血球と白血球があると習ったのは覚えていますね。このうち赤血球は酸素や鉄分を運ぶもの、これに対して白血球とは何だっけ？　という人は多いのではないでしょうか。実はこの白血球こそ、免疫システムの主役とも言える重要な働きをするのです。

白血球の種類

白血球には、大きく分けて「マクロファージ」「リンパ球」「顆粒球」の三つの種類があります。マクロファージは日本語に訳すと「大食い」、すなわち体内に入ってきた外敵をパクパク食べてくれる頼もしい大食漢です。次のリンパ球は逆に、機動力が豊富です。外敵をいち早く察知して攻撃してくれる「NK細胞」や、マクロファージから「外敵がいたから食べているぞ」という情報を受け取って攻撃に加わる「T細胞」などが含まれます。最後の顆粒球の中には、マクロファージに続いて外敵にトドメの一撃を与える「好中球」がいます。

このように白血球に含まれる多種多様な兵隊たち（免疫細胞）がウイルスや細菌、さらにがん細胞を殺すからこそ、私たちの体は病気にならないで済むのです。

勇敢で頼りになる「小さな兵隊」

こうした免疫システムは子供から大人まで、地球上の全ての人に備わっています。ただし残念ながら、肉眼で見ることはできません。というのも免疫が戦っている相手はとても小さく、それゆえに厄介な外敵だからです。例えば腹痛を引き起こす大腸菌の大きさは1ミリメートルの1000分の1しかありません。寒い季節に猛威をふるうインフルエンザウイルスなら、大きさはさらに10分の1から100分の1と小さくなります。こうした細菌やウイルスは皮膚や粘膜を通じて絶えず人体に入り込み、放っておけば増殖してしまいます。しかし人体には外敵を察知してくれるNK細胞、捕食してくれるマクロファージなど数々の勇敢で頼りになる兵隊が備わっているおかげで、病気と戦うことができるのです。

免疫には2種類ある

ここでは最後に、免疫の働きには2種類あることを確認しておきたいと思います。一つは「自然免疫」と呼ばれ、人が生れながらに持っている免疫のことを指します。人類が進化の過程で戦ってきた病原菌やウイルスとの戦いは、遺伝情報を通じて私たちの個体に引き継がれています。先に出てきたＮＫ細胞が外敵を察知して攻撃したりするのも、数十万年もの長い期間で作られた遺伝情報の賜物です。

もう一つの「獲得免疫」というのは、個体それぞれが生存の過程で身につけたものといえます。「一度病気になったら二度はなりにくい」というのは、病気と戦った記憶が体内に保存され、次に同じ病気の原因となる外敵が侵入してきたときに、強力な攻撃を仕掛けられるためです。先に取り上げたジェンナーの種痘や予防接種も、この獲得免疫を利用しているのです。

【免疫のはたらき】

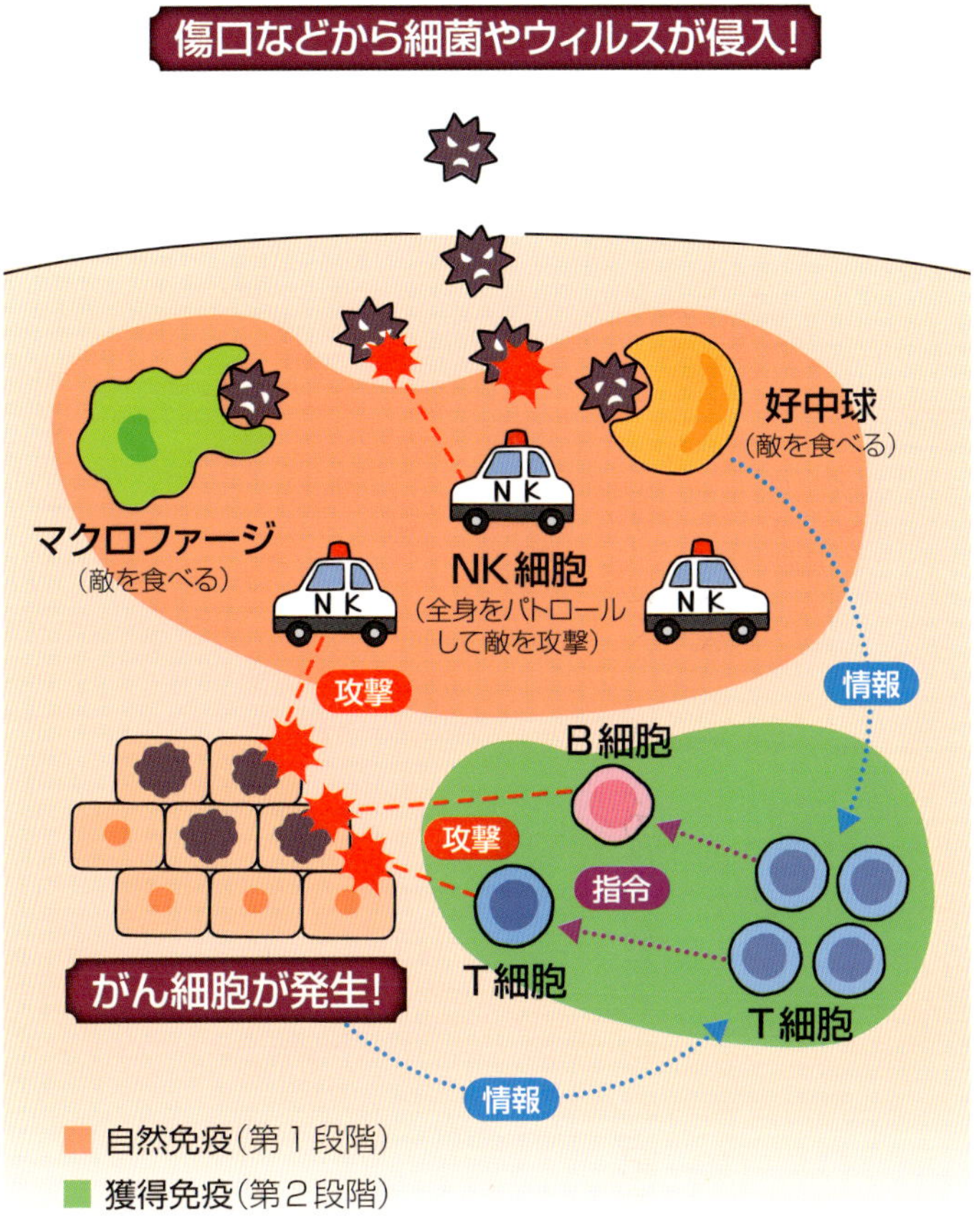
傷口などから細菌やウィルスが侵入!
マクロファージ
(敵を食べる)
好中球
(敵を食べる)
NK細胞
(全身をパトロールして敵を攻撃)
情報
攻撃
B細胞
攻撃
指令
T細胞
T細胞
がん細胞が発生!
情報
自然免疫(第１段階)
獲得免疫(第２段階)

Chapter 2
がんと免疫

「免疫」と「がん」との関係

がんは国民病

がんという病気は皆さんもご存知の通り、いまや日本人の国民病と言えます。厚生労働省が二〇一九年一月に発表したデータによると、二〇一六年に新たにがんと診断された人は全国で延べ99万5132人でした。このうち男性は約57万人、女性が43万人と、1年で100万人が新たにがん患者になるというのが、現在の日本の姿です。そこで注目されているのが、次に説明するがん免疫療法です。

【2人に1人がかかるがん】

一定の年齢までにがんにかかる確率

男女とも2人に1人ががんにかかる時代に

	~39歳	~49歳	~59歳	~69歳	~79歳	生涯
男性	1	2.6	7.8	21.1	41.1	61.6
女性	1.9	5.5	11	18.9	29.3	46.2

（出所）がん研究振興財団「がんの統計 '17」。2013年の罹患データに基づく

細胞同士の伝言ゲーム

　ところでがんとは何でしょうか。私たち人間は、目に見えない小さな細胞で出来ています。人体に備わる細胞の数は、最新の研究では約37兆個と言われています。このうち実に1兆個もの細胞が日々入れ替わっています。古い細胞が死んで新しい細胞が生まれる活動は新陳代謝と呼ばれ、私たちが生活を営むのに必要な遺伝子情報がこの過程で新しい細胞に引き継がれます。一つの細胞に含まれる情報は30億文字、百科事典20巻分に相当すると言われています。体内では日々、新旧の細胞の間で途方もない数の伝言ゲームが繰り返されていると考えれば良いでしょう。

伝言ミスで生まれる「がん細胞」

　しかしこの伝言ゲームは、時に間違った情報を細胞同士が伝えることがあります。遺伝子情報が転写される際のコピーミスです。そして遺伝子に異常を持って生まれてしまった細胞こそ、がんの元になる「がん細胞」です。がん細胞は正常な人でも1日3000～5000個ほど生まれてしまいます。実に20秒に1個のペースです。

細胞は1日1兆個が入れ替わっているので、5000個といえばわずかな数に見えるかもしれません。しかしがん細胞はよく知られる通り、分裂と増殖を繰り返します。この増殖を食い止めるのが、免疫の役割なのです。

監視役と突撃隊を兼務

免疫ががんの増殖を抑える働きを少し詳しく見てみましょう。その際に主役となるのは「NK細胞」です。NK細胞は全身をパトロールしながら異常な情報を持った細胞がないかを監視しています。もしがん細胞のような異常を見つけると、攻撃して殺してくれる力強い味方です。NK細胞に続いて「キラーT細胞」や「マクロファージ」などの免疫細胞が攻撃をしてくれるのですが、監視と突撃隊という二つの役割を果たすNK細胞が最も重要なのは言うまでもありません。

【がんと戦う免疫】

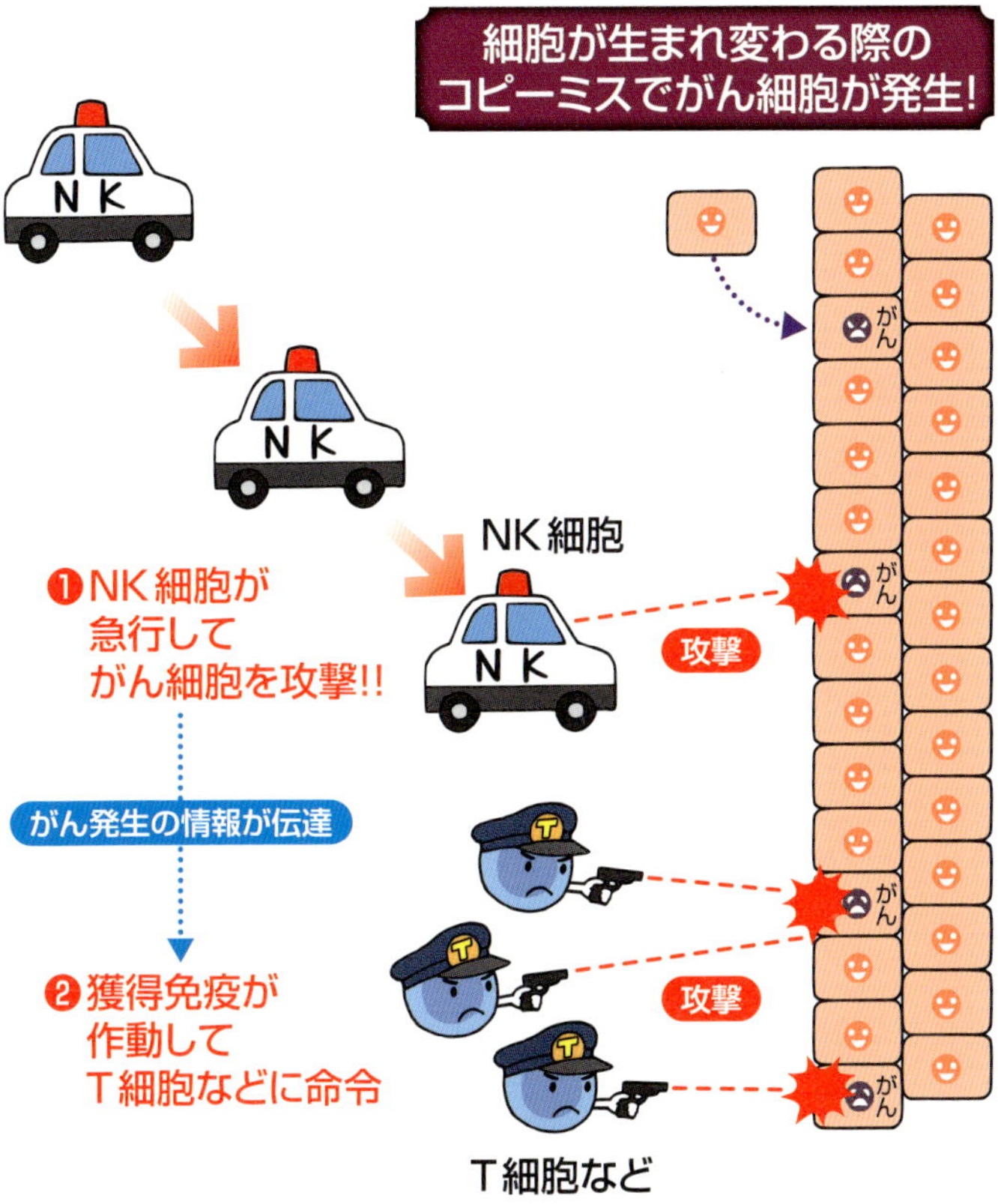

細胞が生まれ変わる際の
コピーミスでがん細胞が発生!
NK
NK
NK細胞
❶NK細胞が
急行して
がん細胞を攻撃!!
がん
がん
攻撃
がん発生の情報が伝達
❷獲得免疫が
作動して
T細胞などに命令
がん
攻撃
がん
T細胞など

NK細胞を強くするということ

このNK細胞は日常生活のちょっとした変化で活性化されることが知られています。例えば人が笑っているときは、黙っているときよりもNK細胞が活性化していることが医学的に確かめられています。そしてNK細胞の活性が強い人ほどがんになりにくいということも証明されています。NK細胞を強くしておけば、がんの予防になるといっても過言ではありません。そしてこのNK細胞は、食事や栄養によっても活性化されます。このことは本書で紹介する免疫療法に深く関わるので覚えておいて下さいね。

免疫とがんの関係は「免疫細胞ががん細胞を退治する」という一方向だけではありません。がん細胞は増殖を繰り返すうちに免疫パワーを弱めてしまう「免疫抑制状態」を作り出すことがあります。これについて次節以降で詳しく見ていきましょう。

「がん免疫療法」という考え方

オプジーボの原理〜「偽りの身分証」を攻略

さてここでは本庶先生の功績によって生まれたがん治療薬「オプジーボ」の働きを説明します。オプジーボのことを知ると、がんと免疫との関係が一筋縄ではいかないこと、さらに最新科学ががんの撲滅に向けた道を確実に歩んでいることがわかると思います。

病気を防ぐ免疫のシステムを身近なものに例えるなら、最も近いのは警察組織です。警察は犯罪者やテロリストを見つけ、逮捕する仕事をしていますね。これと同じように、免疫も体内に入ってきた病原菌やウイルスといった異物を検知し、排除する役目を負っています。

具体的には、異物を検知する役目を負うのが「自然免疫」という、生物の身体に初めから備わったシステムです。先に体内のパトロール役と呼んだＮＫ細胞などがこれに当たります。ＮＫ細胞は異物を発見すると直ちに攻撃を開始すると同時に、「敵がいる」

という情報をリンパ球という「警察署」に伝えます。するとリンパ球からはキラーT細胞などの「応援隊」が派遣され、ウイルスなどへの攻撃力を高めてくれるという連携プレーが始まります。さらに「体内に異物が入ってきた」という情報は遺伝子という警察のコンピュータシステムにしっかりと保存され、次に異物が入ってきたときの攻撃を円滑にするのです（獲得免疫）。このシステムが正常に働いていると、人は大抵の病気にはならないで済みます。

もちろん免疫はがんに対しても同じように作用します。コピーミスによって生まれたがん細胞を検知し、ＮＫ細胞やキラーT細胞が排除の役目を負います。それでもがんが増殖してしまうのは何故なのでしょう。これはがん細胞が、「偽りの身分証」を持っていて、応援隊のキラーT細胞などを欺くからです。まるでスパイの網の目をかいくぐって悪事を働くテロリストのようですね。

がん細胞が「偽りの身分証」で免疫システムをだます働きを抑えるのがオプジーボの治療法としての新しさです。そもそも外敵を攻撃するキラーT細胞は「ＰＤ-１」というセンサーを備えています。このセンサーは目の前の細胞が敵か味方かを判別する働きをします。これに対してがん細胞は「PD-L1」という偽の身分証をキラーT細胞に対して提示します。PD-1とPD-L1は名前が似ていることから分かる通り、お互いを「仲間」として認識してしまいます。ですからキラーT細胞はセンサーに表示されたがん細胞を怪しいとは思いながら、「ああこいつは仲間なんだ」と認識して攻撃をやめてしまうのです。

オプジーボの凄いところは、このセンサーの上に覆いを被せてしまうという発想です。そもそもPD-1というセンサーの働きを止めてしまえば、キラーT細胞はがん細胞を仲間だと勘違いすることなく、攻撃を仕掛けてくれます。つまりオプジーボは、免疫ががん細胞への攻撃をやめてしまうブレーキを外してくれる治療法なのです。このことからも、がんと免疫というシステムが、まるで現代世界の情報戦のように複雑なやり取りをしていることがわかるのではないでしょうか。

この治療法が日本で初めて認可を得たのは二〇一四年ですから、まだ五年前。通常はノーベル賞は十年単位で業績が確立したものに与えられる賞ですから、いかに革新的で、世界を驚かせた発見であるかがわかるかと思います。

【「スパイ」と戦うオプジーボ】

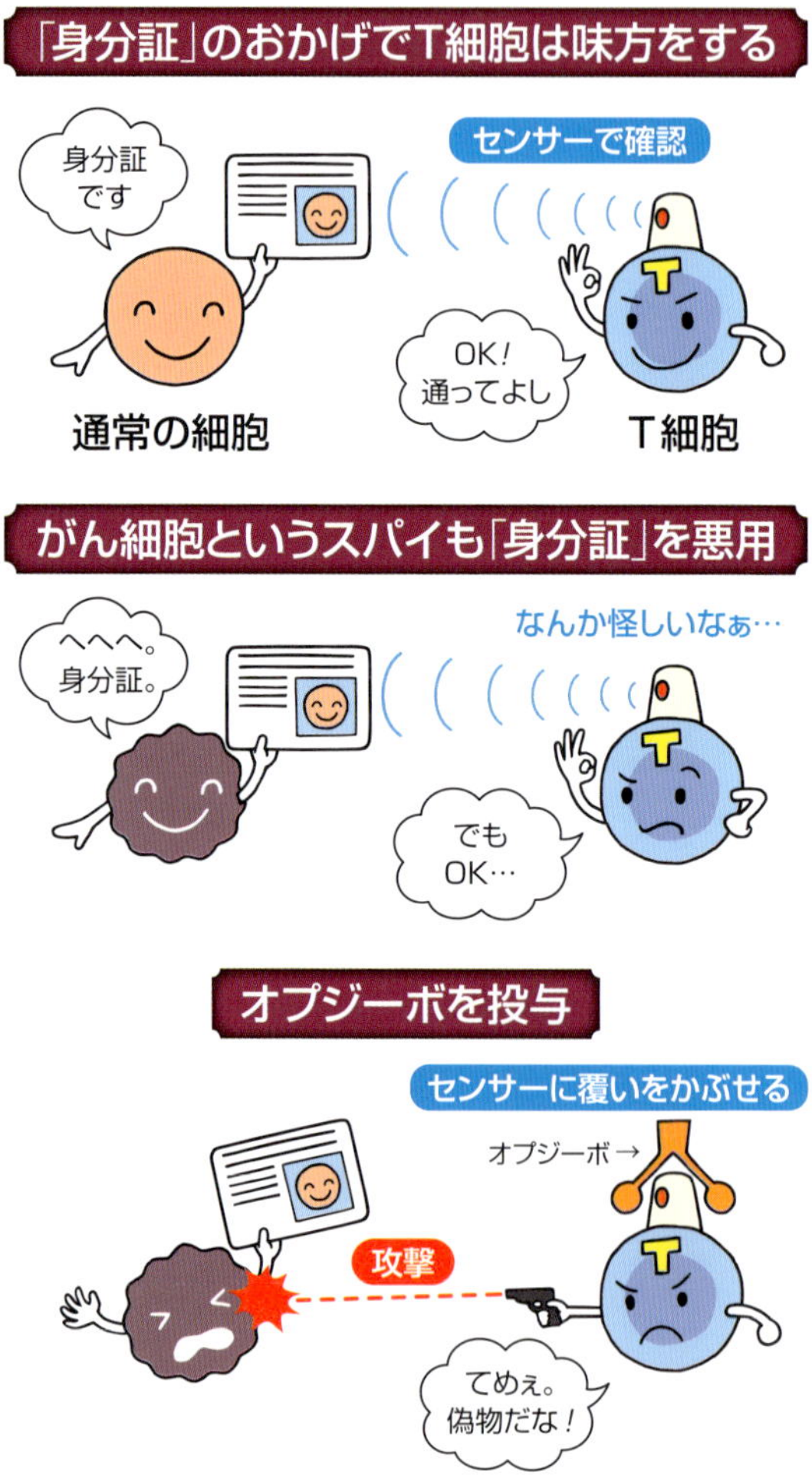

もう一つの方法　～発展途上の免疫力強化法

　さてオプジーボがここ数年で急速に発展した免疫療法とすれば、次に説明する「免疫力を高める」手法は伝統的なものと言えます。オプジーボががん細胞というテロリストとの騙し合いに勝つスパイ戦のようなものだとすれば、免疫力を高める治療法とは、NK細胞やキラーT細胞といった警察隊の実力を高め、数を増やすような治療法です。

　具体的に見てみましょう。免疫力を高めるがん治療法は、大きく二つに分かれます。一つ目は免疫の働きを高める物質を投与する方法です。例えば免疫細胞は相互に外敵の侵入などについて情報を伝達します。免疫同士が情報を伝達する際には、警察が無線を使うように特定の物質を介して伝えるのですが、その物質のことを「サイトカイン」といいます。このサイトカインを患者に投与することで免疫同士の連絡を高めてがんを撃退しようとする手法が一九九〇年代から一部で用いられています。他にも予防接種のようにがんの抗原をワクチンのように投与する手法などがあり、研究や医療現場での応用が試みられています。これらは患者自身の免疫の働きを増強するものとして「能動免疫療法」と呼ばれています。

もう一つは患者から採取した免疫細胞を体外で培養する「養子免疫療法」と呼ばれる手法です。先にNK細胞やT細胞をがん治療のための「優秀な警察官」として紹介しましたが、養子免疫療法はこうした免疫細胞を体外で育てて注入しようという考え方に基づいています。この治療法は基本的に、①患者からの採血やがん組織の抽出②外部の施設での免疫の培養③培養した免疫の患者への投与、という流れで進みます。昨今、新聞などで話題のＩＰＳ細胞を用いたがん治療も、高度な培養技術により役に立つ免疫細胞を大量に作り出して患者に投与しようとするものです。

本書で取り上げるβ-グルカンについて

こうした免疫パワーを高める治療法を巡っては、強調しておかなければならないことがあります。能動免疫療法にせよ養子免疫療法にせよ、医学的な効果の証明は途上であるということです。クリニックなどが「最先端の治療法」をうたい文句とする一方、医療保険が適用されないため治療費が高額に上り、副作用の懸念があるケースもあります。

第3章から紹介するβ-グルカンによる免疫パワーの向上も、大きく分類するならここで挙げた治療法の一種です。ただ巷にあふれる「最新の免疫療法」とは大きな違いがあります。それは医学的な証拠(エビデンス)が確立されている点です。第一に、β-グルカンを主成分とした「レンチナン」というがん治療薬が、保険適用された医薬品として医療現場で用いられています。さらにレンチナンから派生した健康食品である超微粒子β-グルカンも、医療現場での大規模な臨床試験により効果が証明されています。副作用の可能性も、例えば「きのこアレルギーのある人は摂取してはいけない」など明確に定義されています。東京医科歯科大学名誉教授で感染免疫学の大家である藤田紘一郎博士は著書で次のように述べています。「β-グルカン(は)酵母、菌類、カビ類などに含まれる天然でもっとも有効な免疫増強物質」(「免疫力をアップする科学　新装版」)。詳しいメカニズムについては第3章で説明しますが、専門家からも高い評価を受けているのがβ-グルカンによる免疫パワーの強化です。

大切なのは「証拠の見極め」

日進月歩の医療技術の効果を見極めることは、専門家にとっても大変な仕事です。ましてや医学についての知識のない人にとって、保険適用のされていない治療法を選ぶことはギャンブルに等しいといっても過言ではありません。保険適用のされない民間療法の選択については第4章で詳しく述べますが、一言で言えば「証拠の見極め」が大切です。「効果が十分に見込めるか」「副作用の可能性はどの程度か」、ある程度の進歩を遂げた治療法であれば研究成果は蓄積され、多くの場合、公開されてもいます。少し手間がかかっても、そうした確かな情報をもとに医師と相談することが、後悔しない予防や治療への早道と言えるでしょう。

対談1

栄養状態は免疫力に直結

柴田昌彦◉福島県立医科大学

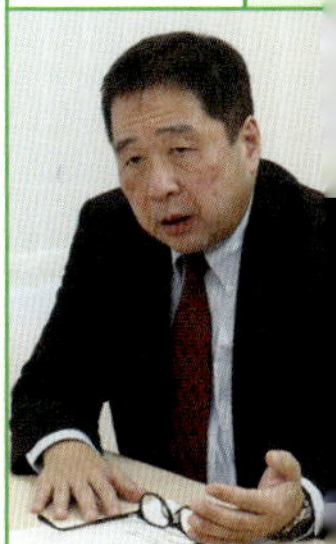

がんの免疫療法の研究と臨床を続ける福島県立医科大学先端癌免疫療法研究講座の柴田昌彦教授にがんと免疫、栄養の関係についてお話をうかがいました。

なぜ免疫が抑制されるのか？

（石渡） まずは先生が専門としているがんの免疫療法についてうかがいます。そもそも免疫の力が低下してしまう「免疫抑制状態」こそ、がんの原因と考えられます。この免疫抑制の状態がどうして起きてしまうのか、教えてください。

（柴田） がん患者さんの免疫抑制には大きく二つの考え方があります。一つは「がんになった人はみんな免疫が落ちてしまう」という考え方です。毎日多くの細胞ががん化していくのをパトロールし、攻撃するのが免疫細胞の役割ですが、がんになるとその免疫の働きが弱くなってしまう。

もう一つは「がんが進行するに従って免疫力が低下する」という考え方です。二つの考え方は似ているようで違っています。私は「進行するに従って免疫力が低下する」という見方の方が正確であると考えています。それというのも、免疫が落ちるというのは栄養の悪化と密接に関わるからです。がんが進行すると食べられなくなる人が多く、栄養状態も悪化します。すると免疫力も低下する。栄養と免疫には強いつながりがあることが研究によりわかってきました。

低下した免疫力を高めるには？

（石渡）低下してしまった免疫力はどうしたら高めることができるのでしょうか。

（柴田）これも大きく二つの考え方があります。一つはノーベル賞を受賞した京都大の本庶先生のように、がん細胞が免疫を抑制する働きを止めてしまおうというものです。具体的には「PD-1」という免疫の働きを邪魔する機構を薬によって外してしまう。これは免疫チェックポイント阻害剤の「オプジーボ」として世に出たわけです。

もう一つは、免疫そのものを強くするという考え方で、がん細胞を攻撃するキラーT細胞などを体の中に強く誘導する方法です。具体的にはワクチン療法や樹状細胞療法やCAR-T療法がありますが、免疫細胞という「兵隊」を強くする療法と、オプジーボなど免疫抑制治療薬との併用が今後は大きな意味を持ってくると思います。

第4の治療法として

（石渡）どのような進展が見込まれているのでしょうか。

（柴田）一つ目は個別化です。患者さんというのは一人一人異なるわけですので、それぞれの状態に合わせた免疫療法が選択できることです。二つ目は複合療法という考え方です。今まで様々な免疫療法の臨床試験が行われてきました。細胞移入療法やワクチン療法、遺伝子療法というものもあります。そうした個々の治療法をオプジーボなどの免疫チェックポイント阻害薬と併用することにより大きな効果を生むことができるのではないかと私は考えています。このような複合療法は今、世界で数百という規模の臨床試験が行われています。

オプジーボがよく効くといっても、まだ発展途上です。肺がんや胃がんの奏功率、つまり治る割合は患者さんの2〜3割程度にとどまっています。免疫療法はしばしば第4の治療法と言われます。がん治療の中心だった抗がん剤治療、放射線治療、手術の三つに続くという意味です。しかし個別化と複合療法の二つが進むことにより、免疫療法は先の三つよりも前に来る治療法になると信じています。

免疫療法の「本物」「偽物」

(石渡) 非常に興味深いお話ですね。ここでお聞きしたいのは、先生がおっしゃった科学的な免疫療法とは別に、「免疫を高めて栄養状態をよくすればがんは治る」といった根拠のない情報も氾濫していることについてです。特にがんへの効果を強調する健康食品が世に溢れ、エビデンスのないものも含まれているので良くないなと感じています。医学的な免疫療法と偽物の免疫療法の違いを教えてください。

（柴田）　偽物の免疫療法と一口に言っても、含まれる範囲は広いので、いくつか分けて考える必要があると思います。まず、医学的な臨床試験を繰り返したけれど、残念ながら効果を確認できなかった治療法があるとしましょう。こうした治療法を「がんに効く」と称して展開し、高い治療費を要求する場合があります。ただ一概に悪いと言えないのは、本庶先生のオプジーボが出てきたおかげで、複合療法による効果を発揮できる可能性が出てきたからです。

次に偽物の免疫療法に含まれると考えられるのは、栄養剤ですね。私は免疫力と栄養状態についてずっと研究をしてきました。この二つが相関する、すなわち栄養状態が良くなれば免疫力も高まるという関係はおそらく確かだろうと考えています。しかしある特定の栄養剤によって免疫力を高めたり、免疫抑制状態を解除したりするというのは、至難の技であると思います。臨床試験によってがん患者の生存率を高められた栄養剤といえば、レンチナン（ミセラピスト）やクレスチンなどごく少数に限られます。様々な健康食品がありますが、臨床試験で効果が確認できないものについては、懐疑的にならざるをえないと思います。

保険診療と民間療法

（石渡）　エビデンスのない免疫療法の中には、高額の治療費を請求するものも含まれています。一方でエビデンスがはっきりした保険診療は安価で信頼できる反面、最新の研究成果が反映されていない場合もあります。保険診療は安くて信頼できるが限界があり、高額な民間療法に手を出してしまう人がいる。このジレンマをどう考えたらいいでしょう。

（柴田）　患者さんが受けるべき治療の幹は保険診療です。これに対して民間療法は枝葉の部分ということができます。枝葉が枝葉であるうちはいいですが、お金も大変かかる、さらに副作用まで起きてしまうというのであれば本末転倒です。ただ抗がん剤の投与など辛い治療になる場合は、患者さんが民間療法に頼ってしまうという気持ちもわかります。僕のところにも「こんな治療法はいかがでしょうか」と聞いてくる人もいます。医者としてはエビデンスのないものを勧めることはできません。しかし免疫療法の中には有望ではあっても、エビデンスのこともあって、すべての癌種、すべてのステージには使えないものが多い。オプジーボを始め2、3種を除いては、ほとんど使えないと言ってもいいくらいです。

そこに今の患者さんはインターネットで情報を集めた上で「この治療法はどうなんでしょうか」と聞いてくるわけです。ですから、私は自分の知る範囲で、臨床試験で認められている免疫療法は使って欲しいと思っています。

免疫力を高めるには

（石渡）　他に普段の診療の中で免疫力を高めるためにアドバイスしている点はありますか。

（柴田）　幾つかありますが、簡単にいうと、よく笑うことです。そして規則正しい生活、適度な運動ということでしょう。もう一つ強調しておきたいのは、風邪に気をつけること。体における炎症は、風邪にせよ怪我にせよ免疫抑制細胞を誘導してしまいます。

がん治療においても、炎症がない人はある人に比べて予後もずっといいことが明らかになっています。そこで炎症を起こさないために関係してくるのが免疫力です。その免疫力を高めるには栄養が大事ですから、栄養、免疫力、炎症、がん治療と様々な要素がひとつながりになっていると考えています。

（石渡）ここでは最後に、免疫医療全般にとっての今後の展望を教えてください。

（柴田）免疫医療は将来的には最も重要な抗がん治療になる可能性が高いと思います。そのためには様々な治療法を組み合わせた複合免疫療法の発展が必要です。可能性を秘めた治療法が複数登場し、患者さんに寄与することを祈っています。

柴田昌彦 ▶Shibata Masahiko
福島県立医科大学 先端癌免疫療法研究講座教授、同 消化管外科講座教授
【専門】消化器がんの化学療法・免疫療法、外科
【略歴】一九八一年日本大学医学部卒業、一九八五年同大学院修了。
以後、一般外科および消化器がんの診療に携わる。
日本大学第一外科および留学先の米国にてさまざまながん治療とその研究に従事し、
阿伎留医療センター消化器病センター長、福島県立医科大学腫瘍生体治療学講座教授、
埼玉医科大学国際医療センター消化器腫瘍科教授などを歴任。
二〇一七年四月からは福島県立医科大学において消化器がんの抗がん剤治療やがん免疫療法の実務、研究、開発に取り組む。

Chapter 3
β-グルカンと超微粒子β-グルカン

「β-グルカン」とは
～免疫力と抗酸化の「一石二鳥」

第六の栄養素「フィトケミカル」

食べ物に含まれる栄養は私たちの日々の活動や健康を支えています。このうち、エネルギー源となる「炭水化物」「脂質」、体の組織を作る「タンパク質」、生理作用を整える「ビタミン」「ミネラル」は代表的な五大栄養素として知られています。皆さんも中学校や高校の家庭科の授業で習ったことがあるのではないでしょうか。

これら五大栄養素に加え、六つ目の栄養素が近年注目を集めているのを知っていますか？　免疫力を高めたり、体に有害な活性酸素を減らすなど、目には見えにくい働きをする栄養素のことで、「非栄養素系食品因子」と呼ばれています。代表的なものとして食物繊維や、カカオに含まれるので有名なポリフェノールがあります。非栄養素系食品因子は多くが植物に由来するため「フィトケミカル」とも呼ばれます。英語のphytochemicalは「植物に由来する化学物質」を指します。

【フィトケミカルは6つ目の栄養素】

炭水化物	●糖質などエネルギー源に
脂質	●脂肪、リン脂質、コレステロールの3種類
タンパク質	●魚介や肉が体の組織をつくる
ビタミン	●合計13種類が生理作用を調整
ミネラル	●乳製品や海藻、骨や歯の材料に
フィトケミカル	●食物繊維やβ-グルカンが、免疫力アップに

活性酸素を無害化

フィトケミカルが注目を集めるのは、生活習慣病や老化を防ぐ効果が確認されているためです。例えばポリフェノールはカカオなど植物性の食品に含まれる色素やアクのことですが、動脈硬化を防ぐことが広く知られています。植物が光合成をすることは皆さんもご存知だと思います。光合成のプロセスで、植物は紫外線の害から身を守るために色素やアクなどの成分を作り出しています。これを人間が摂取することで、活性酸素を無害化する働きがあるのです。活性酸素というのは私たちが体内に取り入れた酸素のうち2％ほどが変化したもので、体内の脂質と結びつくことで正常な遺伝子や細胞、組織を傷つけてしまいます。がんや生活習慣病などさまざまな病気の元凶となるのです。

自然免疫を高めるβ-グルカン

きのこに含まれるβ-グルカンも、フィトケミカルの一つです。β-グルカンは活性酸素を無害化する「抗酸化作用」を持つのに加え、免疫力をアップするという「一石二鳥」の効果を持っています。β-グルカンを少し栄養学的に説明しますと、ブドウ糖を含む多糖体の一種です。グルカンのうちアミロースやグリコーゲンがα、きのこに多く含まれるのがβというタイプに分かれます。β-グルカンはきのこのほか、パン酵母からも抽出されます。

β-グルカンはほとんどのきのこに含まれることが知られていますが、含有量が最も多いのがシイタケです。産地や気候条件で違いはあるものの、シイタケは100グラムあたり28グラムほどのβ-グルカンを含み、舞茸(同21グラム)やエリンギ(17グラム)、なめこ(14グラム)などを引き離しています。

β-グルカンは免疫パワーのうち「自然免疫」を高めてくれる効果があります。このことを次節で詳しく見てみましょう。

【がんへの効果が期待されるβ-グルカン】

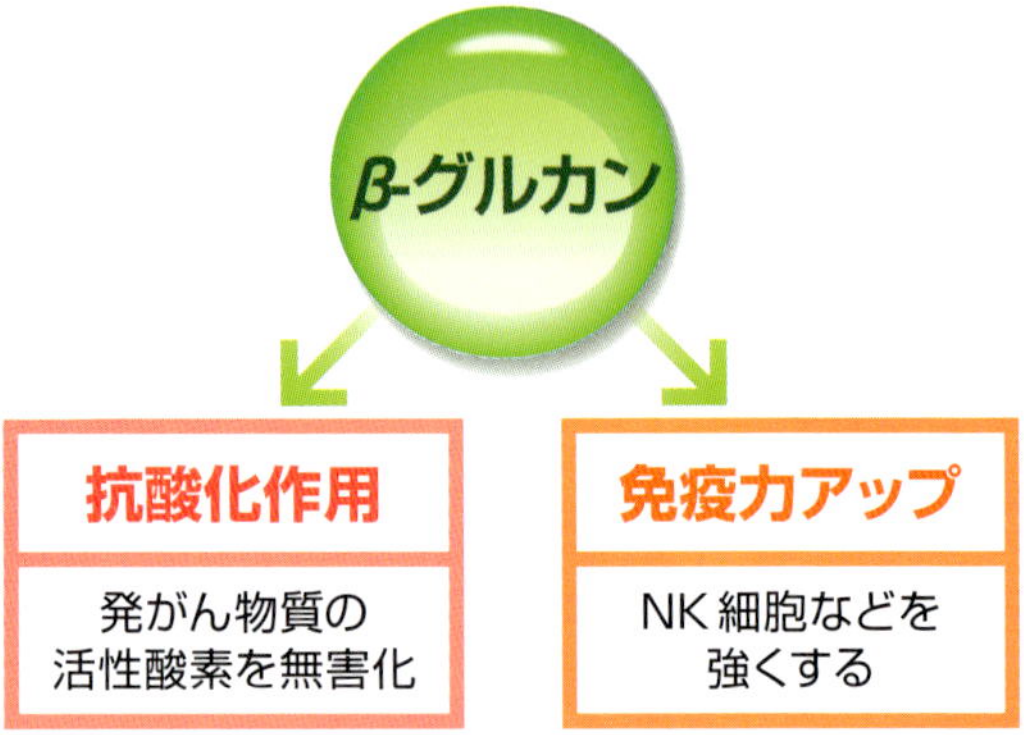
β-グルカン
抗酸化作用
発がん物質の
活性酸素を無害化
免疫力アップ
NK細胞などを
強くする

シイタケ	27.8g
舞茸	21.5g
エリンギ	17.2g
ぶなしめじ	15.1g
なめこ	13.6g

※岐阜県林業課調べ

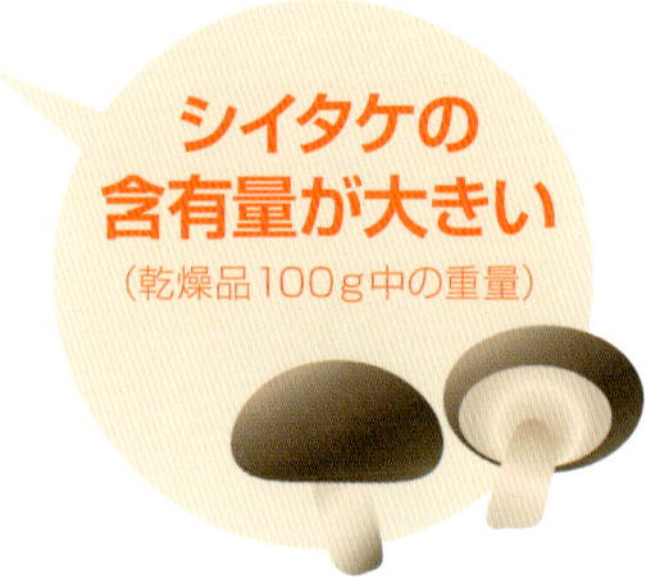
シイタケの
含有量が大きい
（乾燥品100g中の重量）

「β-グルカン」による免疫活性化の原理
～NK細胞を強化

免疫が強くなるための「練習台」

さて、きのこに含まれるβ-グルカンはどうやって免疫力を高めてくれるのでしょうか。前に免疫システムを警察に例えましたので、ここでもその例えを用いてみたいと思います。

現場の警察官は普段の職務に加え、柔道や剣道の稽古で体を鍛えたり、最新の犯罪動向を学んだりする訓練をしていますね。これと同じように、β-グルカンは、免疫システムがきちんと働いてくれるための「練習台」の役割を果たしています。

人類は数十万年の歩みの中で、寄生虫や細菌、ウイルスと戦ってきました。そうして培ってきたのが、先に説明した自然免疫の仕組みです。この自然免疫は、キノコのような菌類やカビの細胞壁に存在するβ-グルカンを認識し、攻撃を仕掛けることで力を強めてきたのです。つまり免疫システムは、β-グルカンという練習台がいつも近くにいることで、能力が衰えないような訓練ができるのです。NK細胞やキラーT細胞、マクロファージといった免疫システムの精鋭たちは、β-グルカンという練習台を使って普段から鍛えておく必要があるのです。

鍵となるのがNK細胞

特にがんとの戦いで重要となるのはNK細胞を鍛えておくことです。がん細胞に対する監視（パトロール）と攻撃という2つの役目を担うNK細胞の活性が強い人ほど、がんになっても再発しにくいという研究結果が知られています。

【β-グルカンは免疫システムの「練習台」】

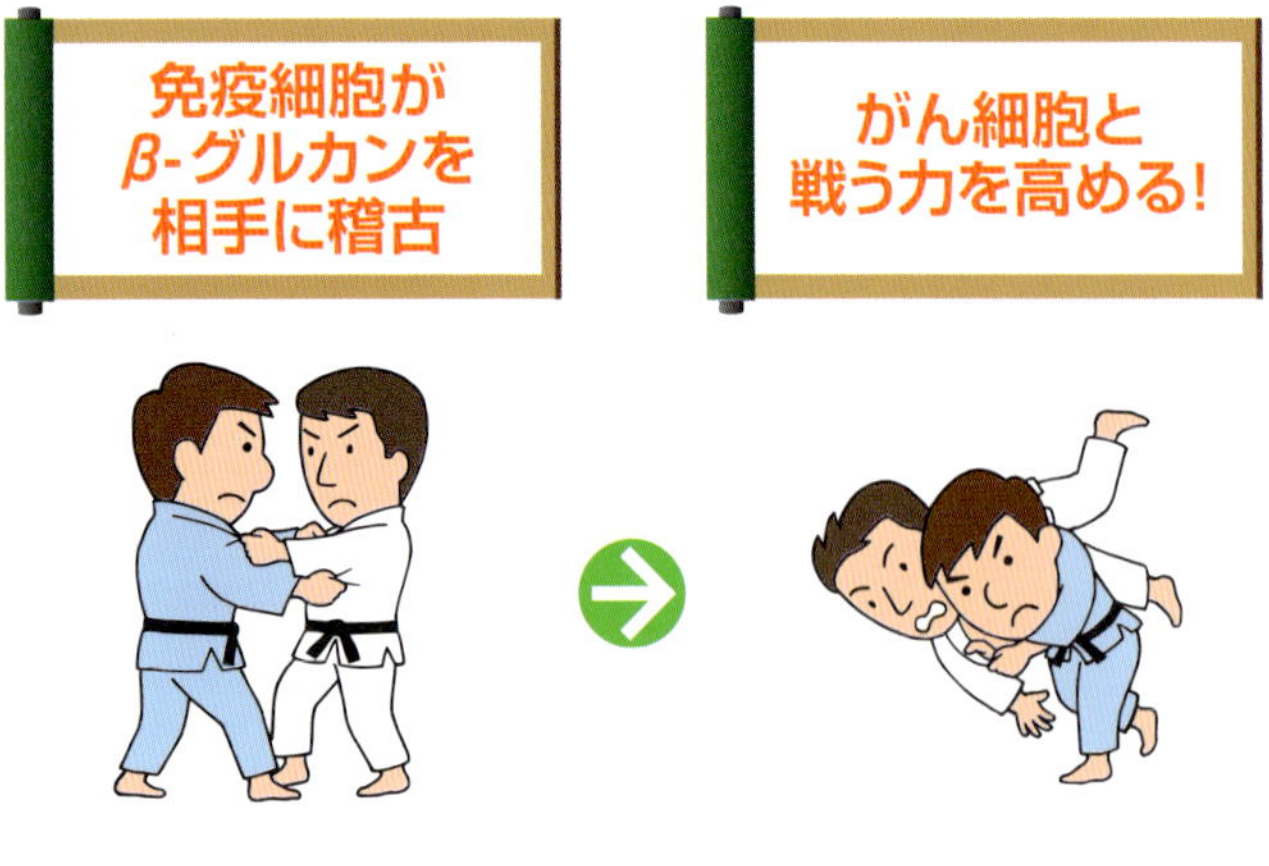
免疫細胞が
β-グルカンを
相手に稽古
がん細胞と
戦う力を高める!

しかし現代人は清潔な住居に住み、無菌化された食品ばかりを食べるようになったので、ＮＫ細胞をはじめとする免疫を訓練する機会が減ってきました。さらにＮＫ細胞による免疫の働きは、ストレスなど心的要因でも損なわれてしまいます。そこであえてきのこなどに含まれるβ-グルカンを食品として摂取することで、免疫が活発に働く機会を増やすことができるのです。これこそがβ-グルカンによる免疫賦活作用《めんえきふかつさよう》の仕組みです。

免疫力は20代がピークとなり40代には半分まで低下するなど、高齢になるほど衰えてしまいます。さらに栄養状態が落ちたがん患者の皆さんは免疫力も低下してしまいます。β-グルカンという練習台を摂取することで、免疫が日々の訓練を怠らないようにしておくことが重要なのです。

日本発の免疫治療薬「レンチナン」
～その実績と医薬品としての限界

国立がんセンターで始まった研究

免疫力を高めるβ-グルカンの効用はおよそ半世紀前から知られていました。そしてβ-グルカンがきのこ類に多く含まれることから、成分を抽出して医薬品に応用できないかということを考え出した人たちがいます。その試みに成功したのは一九六八年のこと、国立がんセンター研究所（現国立がん研究センター）の千原呉郎博士らの研究によってです。当時の国立がんセンターには中原和郎博士が初代所長として研究を指揮していました。中原所長は「薬剤の副作用で患者を苦しめてはいけない」「がんの中には自然治癒できるものもあるはずだ」という研究の指針を立てていました。当時は抗がん剤という化学療法が全盛期でしたが、体力や気力を蝕まれる患者の姿を見て、自然界に由来する食品からがんに対抗できないかと、研究者に促したのです。

患者の生存期間が2倍に

中原博士の期待に応えたのが、千原博士です。千原博士はしいたけからβ-グルカンだけを抽出し、精製することを世界で初めて試み、成功したのです。その成果は科学論文の一流誌である「Nature」にも掲載され、大きな反響を呼びました。千原博士らが「レンチナン」と名付けたβ-グルカン由来の薬はその後、臨床試験で効果が確かめられます。胃がん患者が抗がん剤と共にレンチナンを投与すると、生存期間が摂取しない場合に比べて延びたのです。具体的には投与しない場合の生存期間が平均92日だったのに対し、レンチナンを摂取した患者は平均193日まで生存期間が延びました。2倍以上という大きな延命効果で、これまた世界で初めての実証結果でした。

レンチナンは一九八五年に抗悪性腫瘍剤として医薬品の認可を取得し、現在に至るまで医療現場で用いられています。レンチナンは延命効果にとどまらず、がん患者特有の全身倦怠感や食欲不振といった症状を減らすことも科学的に証明されました。

認可は末期の胃がんのみという限界

日本発で世界初の画期的な医薬品だったレンチナンも、一つ問題を抱えていました。末期の胃がん患者にしか使用を認められなかったのです。医薬品の認可というのは、大規模な実験が必要であることから、時に数百億円の費用や十年単位の長い時間が必要となります。メーカー側の開発体制の限界もあり、数あるがんの中でも胃がん、しかも症状の進んだ患者さんにしか適用できないというのが、レンチナンの限界でした。

【半世紀の歴史を持つβ-グルカンの研究】

1960年代	国立がんセンター（現国立がん研究センター）の中原和郎・初代研究所長が主導して研究をスタート
1968年	シイタケ由来のがん免疫薬「レンチナン」の生成に成功し、一流誌「Nature」に論文が掲載される
1985年	厚生労働省がレンチナンに製造承認、翌86年から味の素が抗腫瘍の注射製剤として販売
2002年	レンチナンの主成分β-グルカンを微粒子化した健康食品「ミセラピスト」を味の素が発売
2018年	味の素から「ミセラピスト」の特許権と販売権を取得した（株）RL-JPが超微粒子β-グルカン「ミセルグルカン」の販売を開始

β-グルカンを口から摂るということ

「レンチナンを食品にできないか」

医食同源という言葉があります。日頃からバランスのとれた美味しい食事をとっていることで、病気を予防するという考え方です。とりわけ東洋医学で重視される考え方で、きのこ類も「食べると体に良い」食品として古来知られてきました。

シイタケ由来のβ-グルカンが免疫力を高めることが証明され、レンチナンが医薬品としての承認を得たことから、開発者である味の素の研究者らは「食品に応用できないか」を考えるようになります。医薬品としてのレンチナンは胃がんの末期患者にしか適用できません。しかしβ-グルカンはＮＫ細胞やマクロファージといった免疫細胞を幅広く強化するのに役立ちます。食品として毎日摂取することで免疫力を高められるのであれば、それに越したことはないのです。

食べ物が免疫パワーにとって重要な理由

ここで少し、食べ物と免疫の関係を整理しておきましょう。免疫というのはこれまで説明してきたように、体内に入ってくる異物が味方か敵かを見極め、敵であれば攻撃する役割を担っています。そして私たちの体にとって最大の異物は、毎日摂取する食べ物です。口から入った食べ物が胃腸をはじめとする消化管を通って排泄されるまでの時間はおよそ24時間。この間に私たちは日々のエネルギーを補給したり、おいしさを味わったりするだけでなく、免疫パワーを高めることもできるのです。

食べ物によって免疫パワーを高めるのは、免疫細胞の7割が集中すると言われる腸です。広げるとテニスコート1面分にもなる腸管には、1000種以上、数百兆個もの「腸内細菌」がはりついています。最近、テレビやインターネットで盛んにビフィズス菌や乳酸菌といった腸内細菌の重要性が強調されています。しかし細菌というのは通常、人体にとっては外敵です。その細菌がどうして腸内にいると役に立つのでしょうか？

その理由はまず、腸内細菌が消化を助けてくれるからです。ヨーグルトに含まれるビフィズス菌によって消化活動が活発になることは皆さんもご存知の通りです。しかし腸内細菌の役割は消化を助けることだけではありません。腸内細菌は腸内で活動する免疫細胞を強化する役割も担っているのです。腸内細菌は1000種類以上あると言いましたが、免疫細胞はこれら膨大な数の細菌が「敵か、味方か」を見分ける訓練を積み重ねることで、本物の外敵を駆除する準備をしているのです。つまり腸内細菌の種類が多く、活発であるほど、免疫細胞がウイルスをはじめ有害な外敵を見分ける力は高まるのです。

栄養バランスは腸内細菌を通じて免疫力を高める

そして多くの種類の腸内細菌が活発に働くためには、多くの種類の食品をバランス良くとらなければなりません。特に野菜や豆類、穀類や発酵食品の摂取がすすめられるのはこのためです。確かにエネルギーを補給するための効率は肉類や脂肪類が優れていますが、野菜や発酵食品を摂取しなければ私たちの腸内細菌が衰えてしまいます。特に腸内細菌は加齢によって働きが落ちるので、年をとるほどバランスの良い食生活が望まれるのです。

苦戦した応用研究

キノコなどに含まれるβ-グルカンもまた、免疫細胞が外敵を駆除するための練習台として機能し、免疫パワーを高めてくれます。このβ-グルカンを食品にすることは可能なのでしょうか？　純粋なβ-グルカンを成分とする薬品「レンチナン」を食品に応用するための開発研究は一九九〇年代から始まりました。

開発は思い通りには進みませんでした。当初、研究者たちはレンチナンを溶かした液体をマウスに飲ませる実験を繰り返しましたが、免疫力を高める効果は得られなかったのです。「なぜだろうか」。開発の責任者だった味の素の須賀哲也氏は、口から入ったβ-グルカンが免疫細胞まで届かない理由を考え続けました。

ナノテクノロジーで実現した「超微粒子化」

免疫の前線基地「パイエル板」

突破口となったのは、21世紀に入って盛んになった「ナノテクノロジー」という微粒子化の技術です。簡単に言えばレンチナンの粒を細かくしたことが効果を生んだのですが、その理由は腸管という消化システムが関係しています。

腸という臓器は免疫システムの要です。食べること、飲むことを通じて外界から異物を体内に取り込む腸には、免疫細胞が集中しています。例えば特定の病気に効く「抗体」を生み出すB細胞は、約70%が腸に分布していると言われています。

特に免疫細胞と関係が深いのは小腸です。小腸は全体の長さが4~7メートルに達し、十二指腸、空腸、回腸という三つの部分に分かれます。一番下にあるのが回腸で、ここには「パイエル板」と呼ばれる腸管特有の免疫組織が存在しています。パイエル板というのは免疫の前線基地といえる場所で、NK細胞やT細胞、B細胞などが活動するリンパ節がぎっしりと並んでいます。あまりに多くの免疫組織が存在するため、小腸の他の部分のように凹凸はなく、顕微鏡で見ると平板のように見えるのです。

凝集を防いで安定化

β-グルカンが免疫を活性化するためには、このパイエル板を通過しなければなりませんでした。通過しなければ、NK細胞などの警察隊が訓練する相手にはなれないからです。ただしパイエル板を通るには1マイクロメートル、つまり1ミリの1000分の1以下まで粒子を細かくしなければなりません。この微粒子化に成功したのが、味の素が開発し、二〇〇二年から販売した健康食品「ミセラピスト」です。

一口に微粒子化といっても簡単なことではありません。β-グルカンというのは多糖体といって、数千個の分子が連なってできています。しかも分子同士はバラバラにならないように、何本ものバネが螺旋状に結びついているような複雑な形状をしています。そこでまずはナノテクノロジー技術でβ-グルカンの巨大な塊を解きほぐし、微粒子化するのですが、単に細かくしただけではすぐにまた固まってしまいます。凝集を防ぐためには特殊な分散剤を用いて「ミセル」という安定した微粒子を作り出さなければなりませんでした。このミセルを作り出すナノテク技術こそ、超微粒子β-グルカンが誕生するきっかけになったのです。

微粒子化によりＮＫ細胞を活性化

はたして微粒子化したβ-グルカンは、腸管を突破して体内に取り込まれる様子を顕微鏡で確認することができました。マウスに投与すると、ただのレンチナン溶液では効果が確認できなかったものが、微粒子化した溶液は腫瘍が増殖するのを抑える効果をはっきり示したのです。

さらにヒトでの有用性も明らかになります。順天堂大医学部教授で日本免疫学会会長を務めた奥村康先生が二〇〇五年に発表した研究によると、微粒子化したβ-グルカンを健康な人に投与すると、ＮＫ細胞を活性化する効果が確認できたのです。さらに大規模な臨床試験の結果は第4章で紹介しますが、「β-グルカンを食品にすることで免疫力を高める」という研究者の狙いは、数年越しの研究を経て、専門家が効果を認めるところとなったのです。

【超微粒子β-グルカンの小腸内での作用】

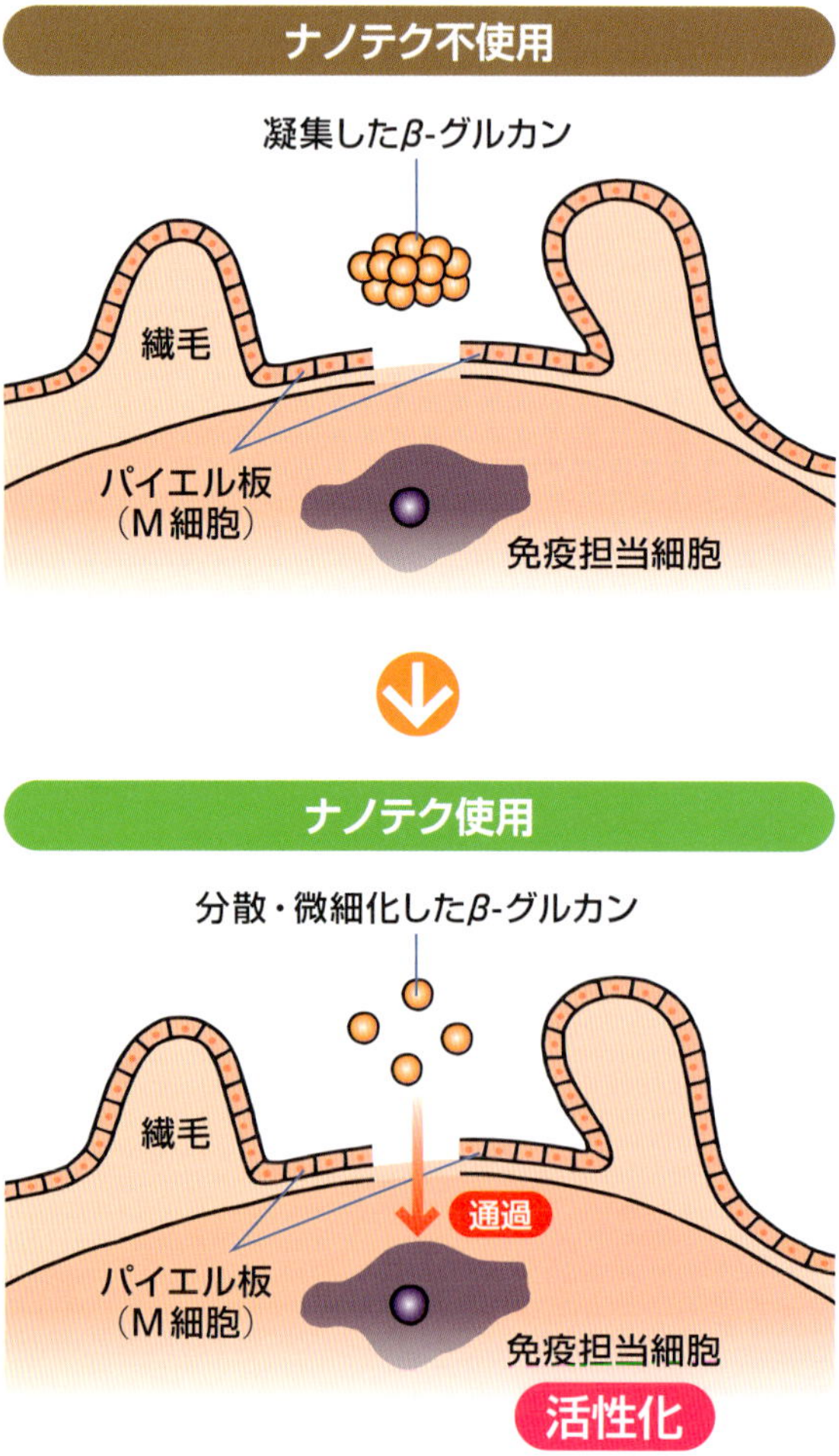

対談②

「超微粒子β-グルカン」誕生秘話

須賀哲也◎超微粒子β-グルカン開発者

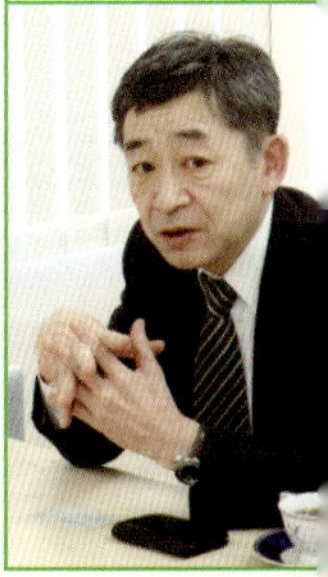

ここでは、β-グルカンを用いた医薬品や食品の研究開発に長年携わってこられた須賀哲也氏に、超微粒子β-グルカン誕生のいきさつについてお話をうかがいました。

副作用のないがん治療を

（石渡）須賀さんはβ-グルカンを成分としたがん治療薬「レンチナン」そして食品としての超微粒子β-グルカンの開発に携わってこられました。まずはβ-グルカンとの出会いを教えてください。

（須賀）私がレンチナンに出会ったのは大学4年の時ですから、かれこれ35年の付き合いということになります。当時、国立がんセンター（現国立がん研究センター）がレンチナンを研究してました。レンチナンが発見された当時（一九六八年）の所長は中原和郎先生といい、「副作用のないがん治療」を目指したいという強い意思を持っておられました。中原先生の下には千原呉郎先生という方がおり、キノコが健康に良いという話に注目しました。そしていろいろなキノコの効果を実験で試してみた末に、シイタケに行き着きました。

（石渡）レンチナンというのは日本発のがん治療薬として、当時も大きな話題になったことを覚えています。改めてどんな薬だったのかを教えてもらえますか。

（須賀）レンチナンが精製されたのは半世紀前の一九六八年です。研究成果は科学雑誌として世界トップレベルの「Nature」に掲載されました。そして国立がんセンターの発見を元に、味の素と森下製薬（当時）が医薬品としての開発を手がけることになります。どうして味の素に声がかかったかというと、医薬品にするためにシイタケの汁を大量に抽出する必要がありますよね。その抽出の技術を、化学調味料が得意な食品メーカーとして期待されたわけです。

世界初の発見「レンチナン」

（石渡）須賀さんはどのように研究に関わったのですか。

（須賀）私は静岡薬科大学4年生の時に、どうしてもレンチナンの研究をしたいと思い、大学院時代にがんセンターへ留学させてもらいました。そして大学院を出ると味の素の研究所に入ったのですが、居場所はそのままがんセンターとし、レンチナンの開発に携わりました。かれこれ7年をがんセンターでの研究生活で送りました。

結局、レンチナンの製造承認が得られたのは一九八五年のことでしたね。

（石渡）つまり国立がんセンターの研究からレンチナンは生まれたのですね。この薬にはどのような効果があったのですか。

（須賀）私が繰り返したのは、免疫力を高める効果を確かめるための実験です。リンパ球の活性化や、マクロファージの活性化などをマウスを用いて実験しました。さらにがんセンターの患者さんの血液を使っての実験を繰り返しました。そして臨床試験まで行き着いて試したのが、胃がんでの化学療法との併用効果です。当時は化学療法単独の場合は、生存期間が3ヶ月くらいしかのびませんでした。しかしレンチナンを投与すると、生存期間がおよそ倍くらいまで延びたのです。これは世界で初めての発見でした。

（石渡）対象は胃がんだけだったのですか。

（須賀）そうなんです。かなり狭い範囲でしたので、結果的には多くの患者さんが使える薬とはなりませんでした。味の素は基本的に食品会社なので、当時は臨床開発があまり得意ではなかったという事情も影響したと思います。ただレンチナンは、基本的には胃がん、大腸がん、肝がんとか部位ごとに効くというものではなく、がんを退治するための白血球そのものに作用するという確信を持っていました。

（石渡）私も当時、どうしてレンチナンは胃がんにしか適用しないのだろうと思いましたね。

（須賀）そこで、保険適用では胃がんでしか使えないから、もっと広く使えるようにしたいと思って食品の開発を始めたのです。がん患者さんや免疫の弱った患者さん、あとはアレルギーの患者さん、いろいろな方を想定しました。レンチナンを食品に持って行こう、「医から出た食」と当時盛んにいっていたのを覚えています。

医薬品を食品に応用

(石渡) 食品の開発はどのように進んだのですか。

(須賀) レンチナンは注射でしたから、経口摂取でがんを小さくする効果を確かめるためにネズミにたくさん飲ませました。しかしがんは全然小さくならないのです。注射では効くのに、経口摂取では効かない。どうしてだろうと考えているうちに、ある時、レンチナンを溶かした水溶液の中の、β-グルカンの粒子の大きさを測ってみたんです。そうしたら粒子はとても大きかった。200マイクロメートル程ありました。

(石渡) それは凝集体(分子の集合体)を形成していたということですか。

(須賀) そうです。水に溶けたβ-グルカンが凝り固まってしまっていたのです。それなら小さくしてしまえばいいだろうと考え、粒子と粒子が近づかないような処理を試しました。微粒子化分散という技術なのですが、簡単にいうと、牛乳やマヨネーズが凝固しないように分離する技術ですね。食品会社ではよく使うんですよ。そして粒子を小さくしたものをネズミに投与すると、がんが小さくなったのです。ようやく開発できるという段階にこぎつけたわけです。二〇〇二年のことで、レンチナンを食品にしようと考えてから5年が経っていました。普通は食品開発の期間は半年から1年なので、異例の長さだったんです。

微粒子がパイエル板を通過

（石渡）粒子の大きさに着目したことから開発が一気に進んだわけですね。そのような思いつきはどのように生まれたのですか。

（須賀）一九九〇年代当時はマイクロスフェアとかマイクロビーズといった、ナノテクの研究が盛んになっていました。その中で微粒子を腸管から体内に取り込むのは、粒子の大きさが1ミクロン未満でなければならないという論文も発表されていました。そこで私も粒子径を測ってみると、レンチナン水溶液の粒子がものすごく大きかったのです。

（石渡）腸管からの吸収というメカニズムは非常に面白いですね。私も研究で植物ステロールやスタノールを扱ったことがありますが、本来なら腸管からそういったものは吸収される時に、胆汁酸とくっつかないと吸収できないんですね。そのことを利用してコレステロールと酷似した植物ステロールやスタノールを用いてコレステロールを競合的に抑制するというものでした。そして分子というのは、たくさんあるうちの1個だけでも違うとくっついてしまうんです。

（須賀）その通りです。分子はすぐにくっついてしまう。そこで私どもが幸運だったのは、純粋に生成されたレンチナンを持っていたことです。そのきれいなレンチナンを微粒子にすると、腸管のパイエル板を通過していく様子が観察できたのです。蛍の光のような色素をレンチナンにつけて顕微鏡で見ると、光る粒子が腸管の中に入っているのが見えました。それが可能だったのは、シイタケからβ-グルカンを抽出した純粋なレンチナンを持っていたからです。

定量化により効果を保証

（石渡）β-グルカンは多糖類ですから、純粋なものを特定するのは難しいわけですよね。

（須賀）難しいんです。ですから純粋なレンチナンを精製する技術は製法特許を取っていました。混じり物ではないので、普通の健康食品なら100グラムに対してシイタケが大体何個入っていますとしか表示できないのを、我々は100グラムに対してβ-グルカンが15ミリグラム入っていますと明確に表示することができたのです。

（石渡）それはポイントですね。定量化されているというのはものすごく大きいことです。自然界の由来のものを、大体このくらいということではなく、きちんと量を定量して摂取できるということですからね。食品としてのレンチナンの効果はどうやって確かめたのですか。

（須賀）かなり厳密な検証をしました。研究者自身が測ると、食品を摂取した方だけがんが小さくなったように見せたくなるじゃないですか。ですから、順天堂大学で免疫学会の会長もされていた奥村康先生に、実験をしてもらいました。普通のシイタケのエキスと、微粒子化したものを摂取してもらうという比較実験です。すると両方とも成分は全く一緒なのに、粒子が大きい普通のエキスでは免疫力が上がらなかったんです。しかし微粒子化したものでは免疫力が上がりました。

（石渡）きちんと効果が確かめられたわけですね。

（須賀）さらに薬局で販売をする段になって、レンチナンを使っている全国のドクターから協力を仰いで、３００人のがん患者さんに微粒子を摂取してもらう臨床試験もしました。

（石渡）３００人というのは、この手の臨床試験としてはとても大規模ですね。

（須賀）微粒子化したβ-グルカンを味の素では「ミセラピスト」という名前で販売したのですが、３００人の試験では抗がん剤の副作用を調べました。すると抗がん剤の副作用が出る割合が40～50％だったものが、ミセラピストを摂取した人は10％まで下がったのです。他にもがん患者の身体状況や精神的な状態を測るＱＯＬ（生活の質）という指標があるのですが、これもミセラピストの被験者は改善したのです。

ミセラピストから「ミセルグルカン」へ

（石渡）大きな成果ですね。

（須賀）学会では大きな評価を得られたのですが、世間一般には知られないままになりました。健康食品というのは広告や宣伝というのに強い規制があるので、免疫力が上がったという表示はできなかったからです。

（石渡）その後、ミセラピストはどうなったのですか？

（須賀）前に申し上げたようにミセラピストの有効成分は医薬品のレンチナンです。このレンチナンは適用されるがんの種類が限定されていたため、製造コストに比べて売り上げの規模は小さく、販売をやめることになりました。また、ミセラピストも有効成分であるレンチナンを終売するので、終売ということになりました。しかし超微粒子β-グルカンが免疫力を高める作用は専門家の間では広く知られていました。「こんないいものがあるのにもったいない」と考えた会社の社長が味の素から特許などを丸ごと継承し、「ミセルグルカン」として二〇一八年から販売を始めました。

（石渡）免疫医療は二〇一八年に本庶先生がノーベル賞を受賞したこともあり、関心が高まっているタイミングですね。

（須賀）超微粒子β-グルカンは腸管から直接吸収できることが最大の利点です。腸管には免疫細胞が集中しています。その免疫細胞が活性化されて全身に行き渡ることにより、がん患者の皆さんはもちろん、未病の方にとっても免疫力を高める効果が期待できると思います。これは「あまねく患者さんの体調をよくする」という半世紀前に国立がんセンターが提唱したコンセプトとも合致しています。多くの方が恩恵を享受できるようになることを願っております。

須賀哲也 ▼Suga Tetsuya

株式会社RL-JP 技術顧問

【専門】腫瘍免疫学

【略歴】
一九七八年四月 静岡薬科大学・薬学部入学
一九八二年四月 静岡薬科大学大学院修士課程
一九八二年～一九八九年 国立がんセンター研究所 研究員
一九八四年四月 味の素株式会社 中央研究所生物科学研究所
一九八九年～一九九九年 浜松医科大学 第二解剖学 研究員
二〇〇三年～二〇一五年 山口大学大学院 消化器・腫瘍外科 非常勤講師
二〇一七年六月 (株)RL-JP 技術顧問(非常勤)
二〇一八年三月 第一三共(株)ワクチン研究所 研究員

Chapter 4

健康食品の科学的根拠を問う

ネットにあふれる健康食品の情報

がんは日本人の2人に1人がかかる病気ですから、皆さんの中にも自身ががんと診断されたり、家族や知人のがんが分かったりした人は多いのではないでしょうか。

がんと診断されれば、誰しも不安になります。診断を告げてきた医師の言うことが頭に入らず、医師に対して不信感を抱く人もいるでしょう。ショックから家族や知人に打ち明けられない人もいます。そして身近な人を頼ることができない代わりに、多くの患者さんはインターネットなどの情報にたどり着きます。ネット上では「がんに効く」「がんが治った」という体験談に添えて、健康食品などの情報が宣伝されています。がん患者がわらにもすがる思いでたどり着いた情報に従うことは、どのような結果をもたらすのでしょうか。

多くのがん患者が頼る「代替医療」

二〇〇五年に厚生労働省の研究班が発表した興味深い調査結果があります。調査はがん治療における「代替医療」の実態についての日本で初の大規模な研究でした。代替医療とは医師による標準的な治療以外のもので、先に挙げた「ネットで目にした健康食品」のような治療法を指します。

調査によると、がん患者の44・6%が代替医療を利用したことがあると答えました。ほぼ半数の患者が、医師の指示に基づかない医療に頼っているという結果です。そして代替医療の利用者の内訳をみると、「女性」「60歳以下」「高学歴」「化学療法を受けた経験がある」といった属性を持つ人が多かったことも分かりました。高学歴者については医師への不信感が強いと言われています。また化学療法の経験者は副作用を和らげるために代替医療に頼っていることが推測されます。高学歴者に代替医療の利用者が多いという結果は、欧米の調査でも同様の傾向が見られました。

がん患者は具体的にどのような代替医療を利用していたのでしょうか。調査結果によると、「健康食品・サプリメント」が96・2％と圧倒的多数を占め、二番目以下の気功（3・8％）や灸（3・7％）を大きく引き離しました。非常に多くのがん患者が健康食品を頼りにしている実態がわかります。

高額なのに効果を感じられない治療

そしてここからがとりわけ重要なのですが、代替医療の効果を実感できた人の割合は22％にとどまりました。逆に効果

【多くのがん患者が代替医療の効果を実感できていない】

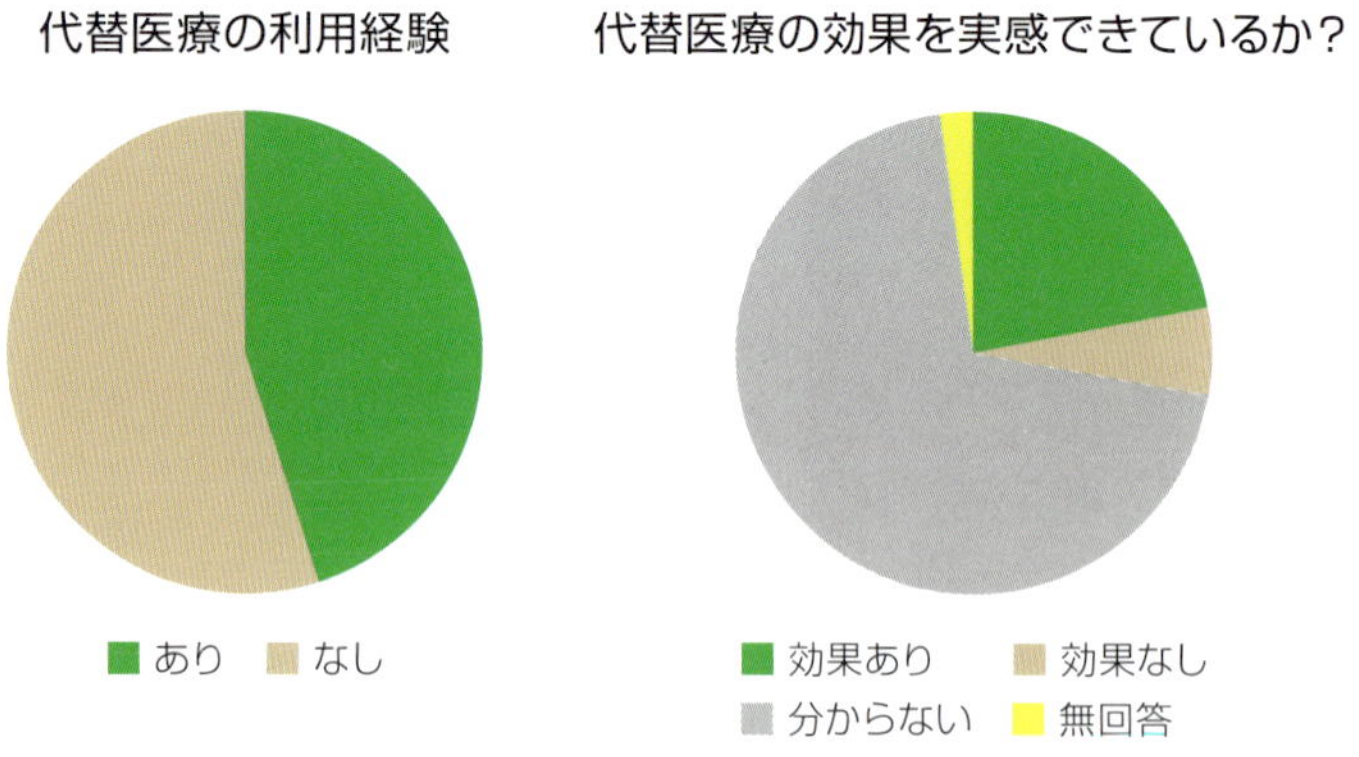

（出所）2005年厚生労働省研究班による「日本のがんの医療現場における補完代替医療の利用実態調査」

が「分からない」と答えた人は70％に達したのです。しかも代替医療にかける費用は、利用者の平均で月5万7千円。命はお金に代えられないとはいえ、多くのがん患者が効果の分からない治療に多額のお金を費やしていたのです。

科学的な証拠が整った治療法を

調査結果を見て言えるのは、「せっかくなら効果が明らかな治療法を選びたい」ということです。そして医学の世界で「効果が明らか」と言えるのは、「証拠」が整った治療法です。当たり前のことじゃないかと思われるかもしれません。しかし医師をはじめ医療従事者と患者をはじめ一般の人とでは、この「証拠」に対する認識が大きく異なっていると筆者は考えています。医療従事者は「あの薬が誰かに効いた」という体験談は信じません。インターネットや雑誌に載った「こんな治療法が良い」という記事も信じません。その代わり、医療に携わる者が信じるのは「科学的根拠(エビデンス)」です。

実は医学の世界で「証拠がある」というのには、明確な定義があります。簡単に言えば「人による臨床試験で有効性が確認できた治療法」です。そして試験結果の中でも、しっかりした方法で実施された試験を重視します。例えば臨床試験が年齢や性別に偏りなく実施されたか、純粋な効果を確かめるため従来の治療法との比較がなされているか…。こうしたポイントを満たした上で「効果あり」とされた治療法であれば、医師は「エビデンスがしっかりしている」＝「根拠がある」と判断するのです。

つまり代替医療にも「ホンモノ」と「ニセモノ」があるということです。その違いは根拠があるかどうかという一点に尽きます。そしてその根拠というのは、科学的な方法で厳密に実証されたものでなければなりません。次節以降では、第3章で取り上げたレンチナンや超微粒子β-グルカンについて、これまで明らかになったエビデンスを見てみることにしましょう。

レンチナンで証明された有用性

個人の体験談より集団の「エビデンス」

大きな病院の待合室を訪れると、多くの患者さんが椅子に腰掛けています。お年寄りの患者さんの中には通院するうちに顔なじみになる人たちがいます。総合病院であれば「循環器科」や「呼吸器科」などいくつかのセクションに分かれているので、顔なじみになる患者さんの中には、同じような体の悩みを抱えていることもあります。

そんな患者さんの間では、しばしばこんな風な会話が交わされます。

「A先生から勧められた〇〇という薬はよく効いたわ」

「本当かい？　私はB先生から△□という薬を飲むように言われているけど、全然効果がないよ」

皆さんならこのような情報交換に意味があると思いますか？　一種の慰みでしたら問題がありません。しかしここまで本書を読んで来て下さった読者なら、問題があるように思うのではないでしょうか。

なぜなら、薬が効く、効かないという問題は、個人のレベルで語ってもほとんど意味を持たないからです。医者が患者に薬を処方する理由は、多くの人に投与して効果が確認されているからです。前節で用いた言葉で説明するなら、エビデンスが確立されているからです。さらに個々人によって異なる体調や副作用の可能性も加味して薬が処方されるのですから、「あの人に効いた」からといってその薬を飲んでいいとは限りません。

このように当たり前のことでありながら、病気という非日常の事態は、私たちの常識をしばしば狂わせます。特にがんという大きな病気になった場合は、なおさら人は平静ではいられません。本書で一貫してお伝えしたいのは、「大きな病気のことを考える時こそ常識に立ち戻って」ということです。薬や健康食品は科学的に証明された事実をもとに考えるというのも、その常識の一つです。

シイタケの高い腫瘍阻止率

レンチナンという薬は30年以上前の一九八六年に医薬品として市場での流通を始めました。レンチナンという言葉は化合物の名前を指し、「シイタケを由来とするβ-グルカン」を指すラテン語です。化合物の名前というのは、例えばマイタケを由来とするβ-グルカンならば「グリフォラン」、スエヒロタケ由来ならば「シゾフィラン」など細かく分かれています。

なぜ分かれているかといえば、効果が異なるからです。きのこから抽出したエキスの抗がん作用を調べた国立がん研究センターの千原呉郎博士はマウスを用いた実験でその違いを明らかにしています。例えばシイタケの腫瘍阻止率は80・7%、腫瘍の完全退縮率は60%だったのに対し、ヒラタケではそれぞれ75・3%、50%にとどまりました。シイタケはマツタケなど高価で希少なきのこを除けば、抗がん作用に優れていることを千原博士は実験により証明したのです。

胃がん患者の生存期間を2倍に

そしてそのシイタケから採取したβ-グルカンを用いた薬品である「レンチナン」も、がんと戦うための優れた作用が確認されています。一九八五年に重度の胃がん患者を対象とした臨床試験では、抗がん剤だけを使用していた患者の平均生存期間が92日間だったのに対し、レンチナンを静脈注射した上で抗がん剤を使用した患者の平均生存期間は173日間とほぼ倍に延びたのです。合計で150人以上の患者さんを対象とした試験結果です。レンチナンの延命効果については他にも数十～100人規模の試験が何度も行われており、生存期間が1・5倍～2倍程度に延びています。こうした臨床試験は実験者も対象となる患者さんも別々に何度も実施された上で同じ効果が確認されているので、医学の世界では最も信頼性が高い結果と言えます。それゆえ一九八六年の登場以来、現在に至るまでレンチナンは医療現場で繰り返し用いられているのです。

ただし第3章でも説明した通り、レンチナンにはたった一つ弱点があります。それは「手術が不能になった重篤な胃がん患者」という限定された対象にしか用いることができないことです。そもそもレンチナンが医療に用いられるようになったのは、胃がん、肺がんなど特定の部位に効くからではありません。レンチナンの成分であるβ-グルカンが、身体の免疫パワーを高め、がんと戦う力を強くしてくれるからです。そう考えた研究者がレンチナンを食品に応用して生み出した効果を、次節で見てみたいと思います。

【進行胃がんでのレンチナンによる延命効果】

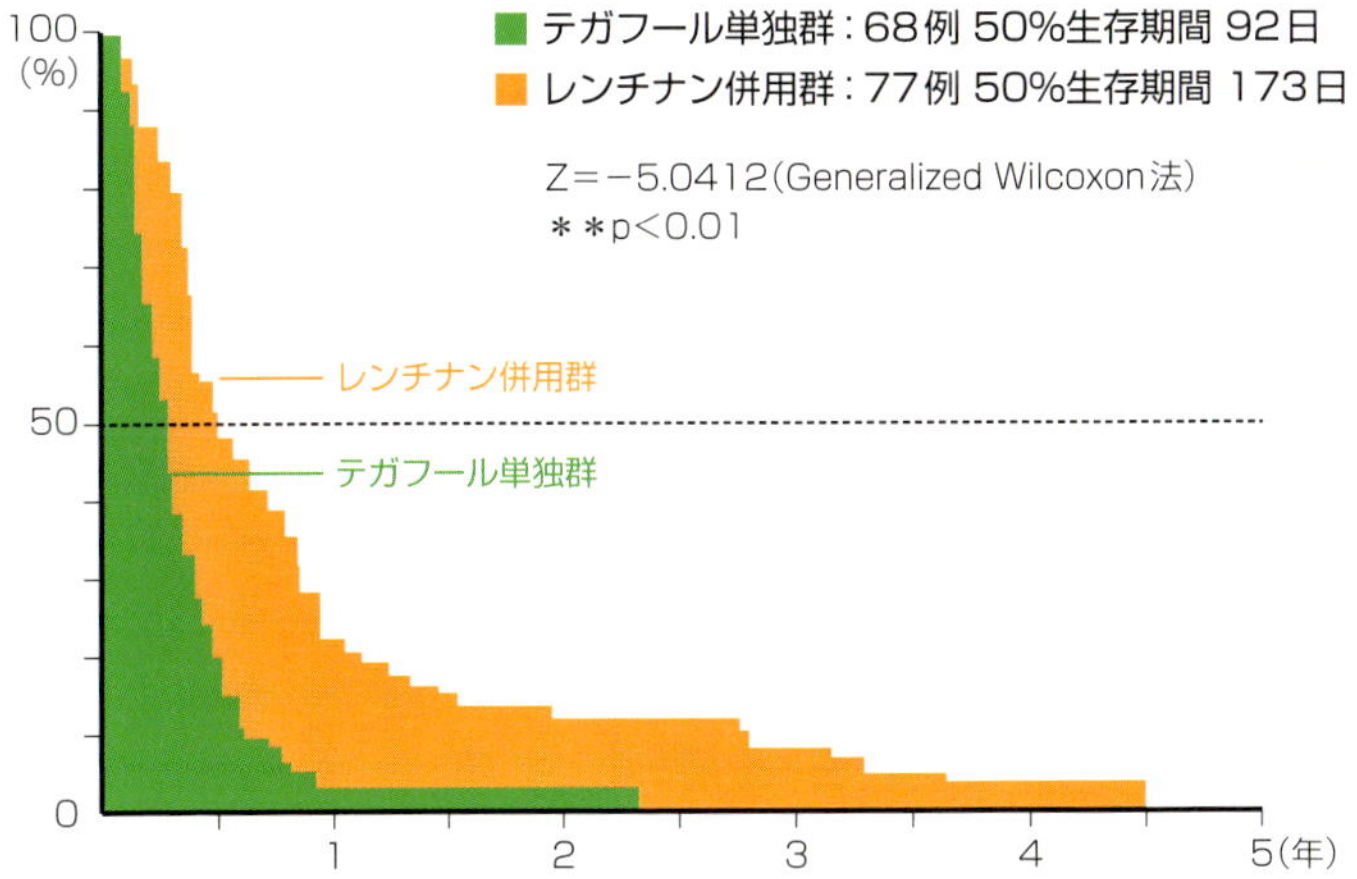

Tagchi T. et al., Jpn. J. Cancer Chemother. 12: 366-78(1985)

「324人」調査の科学的根拠
～食品では異例の大規模研究

重度のがん患者への効果を検証

二〇〇四～〇五年にかけて、全国で49の大学や病院が参加する大規模な臨床試験が実施されました。試験を実施したのは「日本高齢消化器学会」という権威ある学会です。学会が調べたのは、微粒子化したβ-グルカンの服用が重度のがん患者に与える効果です。当時から現在に至るまで、食品を医療分野に応用しようという試みはますます盛んになっています。がんとの戦いは医療的な処置のみならず、食を中心とした生活習慣も大いに関係するからです。そこで有望な食品の効果を確かめてみようと行われたのが、超微粒子化β-グルカンに対する臨床試験だったのです。

試験は300人を目標に患者を集め、最終的には324人が集まりました。1日1回1袋の超微粒子β-グルカン入りの液体を12週間連続して摂取し、がんに対する効果を確認しました。途中で摂取をやめた患者さんなどを除き、完全な試験結果は236人から集まりました。臨床試験は健康食品に対するものとしては異例の大規模な布陣でなされ、結果は現・山口大学学長の岡正朗先生らが論文としてまとめました。

副作用の発現率が5分の1に

試験で調べられたのは「抗がん剤の副作用の軽減効果」などです。抗がん剤の副作用については、悪性腫瘍剤として一般的に用いられる「TS－1」などとの併用効果が確かめられました。結果はTS－1単独での白血球減少発現率が45％だったのに対し、超微粒子β-グルカンと併用した患者さんの発現率は8・2％とおよそ5分の1以下に下がったのです。他の抗がん剤についても、白血球減少発現率は大きく低下しました。

白血球の減少は免疫力の低下を意味します。超微粒子β-グルカンを飲んだ患者さんの間で免疫パワーの活性化がはっきり確認できたことを、臨床試験の結果は物語っています。試験に関わった山口大の岡先生は、「試験食(超微粒子β-グルカン)と抗がん剤の併用の有用性が示唆された」と記し、さらには「試験食はがん治療における補助食品として有用であると考えられる」とはっきり結論づけています。

【大規模調査により免疫パワーの増強を確認】

日本高齢消化器病学会の研究会による調査
（2004～05年）

- ☑ 国内49大学・病院が参加し、324人の患者が協力
- ☑ 超微粒子β-グルカンを1日1袋、12週間連続して摂取

↓

抗がん剤による
副作用（白血球の減少）の発生率が
45％から8％に低下

最大の違いは「定量化」

ここまでβ-グルカンによる免疫パワーの増強について、科学的に確認された根拠を詳しく述べてきました。ただ、β-グルカンのように健康への効果があるとされている栄養素や食品は世の中に数多くあります。例えば緑茶に含まれるカテキン類の抗酸化作用はよく知られており、緑茶を多く飲む人ほど循環器系など特定の疾患になりにくいという研究結果が残されています。食べ物であればニンニクは、乳がんや胃がんなどの予防に有効であることが大規模な調査によって明らかになっています。

「量」が不明なら効果も不明

それでは健康になりたい、病気を予防したいという人は緑茶やニンニクを無制限にたくさんとれば良いのでしょうか？　これは2つの点から誤りです。一つは、どんな栄養素でも食品でも、過剰な摂取は健康を損ねてしまう場合が多いからです。例えば風邪の予防に効果のあるビタミンCは大切な栄養素ですが、がん患者にとっては、がん細胞を攻撃する放射線治療や一部の化学療法の効果を阻害する可能性があります。同様にビタミンEもサプリメントとしてとりすぎると、前立腺癌のリスクが増す可能性が示されています。

特定の食品に依存することが間違っている理由は、実はもう一つあります。お茶にせよニンニクにせよ、天然由来の食品は土壌や季節、栽培方法によって含まれる栄養成分が大きく異なってきます。栄養素の含有量が保証できなければ、当然、効果も保証できません。例えばきのこ由来で免疫力を高めるとされる「アガリクス」は市場に多く出回っていますが、原料そのものは数百種類あると言われています。重要なのは原料でなく、成分です。何という成分がどれだけの科学的証拠を持って健康に効果があるのか、そしてその成分が食品にどれだけ入っているかが明確でなければ、安心できる健康食品とは言えないのです。

天然と精製の違い

健康食品としての超微粒子β-グルカンは100グラムの溶液に対して、15ミリグラムのβ-グルカンが含まれています。原料となるシイタケは産地によっても栽培方法によっても含有するβ-グルカンの量が異なります。しかし超微粒子β-グルカンの材料となるのは、シイタケからβ-グルカンだけを精製した薬品の「レンチナン」です。ですから純粋な成分としてのβ-グルカンが一定量入っていることを保証できるのです。この「定量化」というのは他の健康食品を選ぶ際にも重要であるので、覚えておいてもらいたいと思います。

対談③

超微粒子β-グルカン生存期間長く

柴田昌彦◉福島県立医科大学

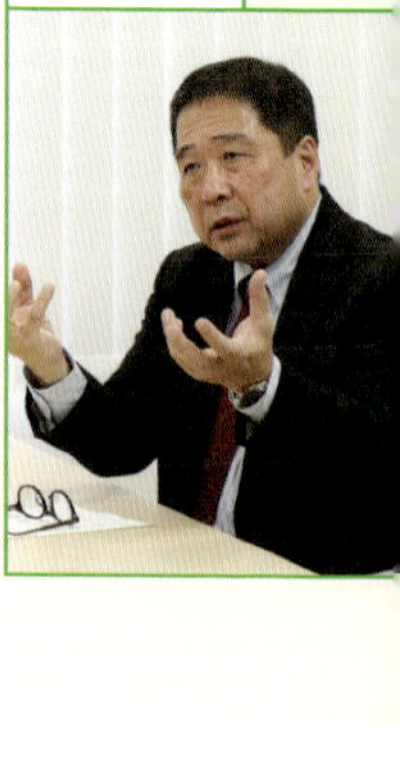

第2章の栄養状態と免疫力との関係に引き続き、ここでは福島県立医科大学の柴田昌彦教授に、β-グルカンや超微粒子β-グルカンについてお話をうかがいました。

アクセルとブレーキの双方の効果

（石渡）第1章では柴田先生から、栄養状態と免疫力が密接に関わるというお話を頂きました。患者の免疫抑制状態を栄養の面から回復させるとして、シイタケに含まれるβ-グルカンが以前から注目されてきました。さらに日本ではβ-グルカンを元にした医薬品「レンチナン」も開発されています。β-グルカンやレンチナン、さらに超微粒子β-グルカンについて、先生の評価をお聞かせください。

（柴田）日本には独自の免疫療法剤として、非特異的免疫賦活剤（BRM：Biological Response Modifier）があります。このうちキノコを由来としてできたものは二つしかありません。カワラタケを元にしたクレスチンとシイタケを基にしたレンチナンです。シイタケは臨床試験の結果、免疫療法剤としての効果が確認されているので有望と言えます。

どのような効果があるかと言えば、免疫抑制状態を解除する効果です。これは免疫抑制をもたらすサイトカインという分子メカニズムの発生を抑えるからです。さらにレンチナンにはもう一つ、低下した免疫力を回復する効果も確認できています。がんを攻撃するT細胞を強力にし、数を増やす作用を持っています。このようにレンチナンは免疫力の低下にブレーキをかける効果と、がん細胞を攻撃する免疫力にアクセルを踏む双方の効果があります。

（石渡）そのレンチナンに含まれるβ-グルカンの粒子を細かくすることにより経口摂取を可能にしたのが超微粒子β-グルカンで、ミセルグルカンとして販売されました。こちらについての評価はいかがでしょう。

（柴田）がん患者への効果というのは、がんを小さくすることと、生存期間を長くすることという二つがあります。超微粒子β-グルカンによってがんを小さくする効果を望むのはなかなか難しいでしょう。しかし生存期間を長くする効果は非常に大きいと思います。なぜかと言えば、がん治療に抗がん剤はつきものですが、よく知られるように抗がん剤によって患者の体は弱ってしまい、栄養状態も悪化します。当然、免疫力も低下するわけなので、このような時期にβ-グルカンを経口摂取して免疫力を回復する意義は大きいのです。結果として元気な状態で抗がん剤治療を受けられるので、生存期間が延びるのです。

予防への効果を期待

(石渡) もう一つ、がんの予防という問題をどう考えれば良いでしょうか。免疫抑制細胞は加齢とともに増えてしまうことが知られています。

(柴田) それこそ機能性食品の効果が期待される分野だと思います。がん患者さんは免疫力が落ちているので、毎日数万個というがん細胞が生まれてしまいます。それに対し、体内をパトロールする免疫担当細胞を強めることができるとしたら、国民、いや人類にとって大きな助けになるでしょう。より大規模な効果の証明が待たれるところだと思います。

（石渡）医薬品として効果が証明されたレンチナンが食品として日常摂取できることはどのような効用をもたらしますか。

（柴田）レンチナンはわざわざ通院して注射をしなければならなかったわけですから、それがなくなっただけでも大きいことです。そもそも大元は臨床試験で評価されていた薬であることを正しく評価しなければなりません。あとは食品として十分な評価を受け、かつあまり患者さんの負担にならない価格であることが大切だと思います。

Chapter 5
これからの「がん免疫療法」

長寿化と切り離せないがん

寿命はまだ延びる見通し

「人生１００年時代」という言葉をニュースなどでよく見ますが、私たちの寿命はどのくらいまで延びるのでしょうか。まずこれまでどれくらい延びたのか。二〇一六年の平均寿命は男性が81歳、女性が87歳でした。これに対し、戦後直後の一九四七年はどれくらいだったか分かりますか？　それぞれ50歳と54歳です。約70年かけて平均寿命は男女ともに30年以上延びたのですね。

次に、最近生まれた子が平均して何歳まで生きるか知っていますか？　国連の推計によると、二〇〇七年以降に日本で生まれた子どもの半分は１０７年以上生きることが予想されています。これからさらに20年ほど寿命が延びる余地があるということですね。

このように一貫して進む長寿化を素直に喜べないのは、年をとればとるほど体が弱ってしまうからです。残念ながら、このような常識はがんにも当てはまります。二〇一三年のデータでは、人口10万人に対してがんにかかる割合は35～39歳が113人に対して、65～69歳になると1377人と10倍以上に跳ね上がります。がんによる死亡率も同様に、年をとればとるほど高まるということがデータから分かります。

【がんのリスクは年齢と共に上がる】

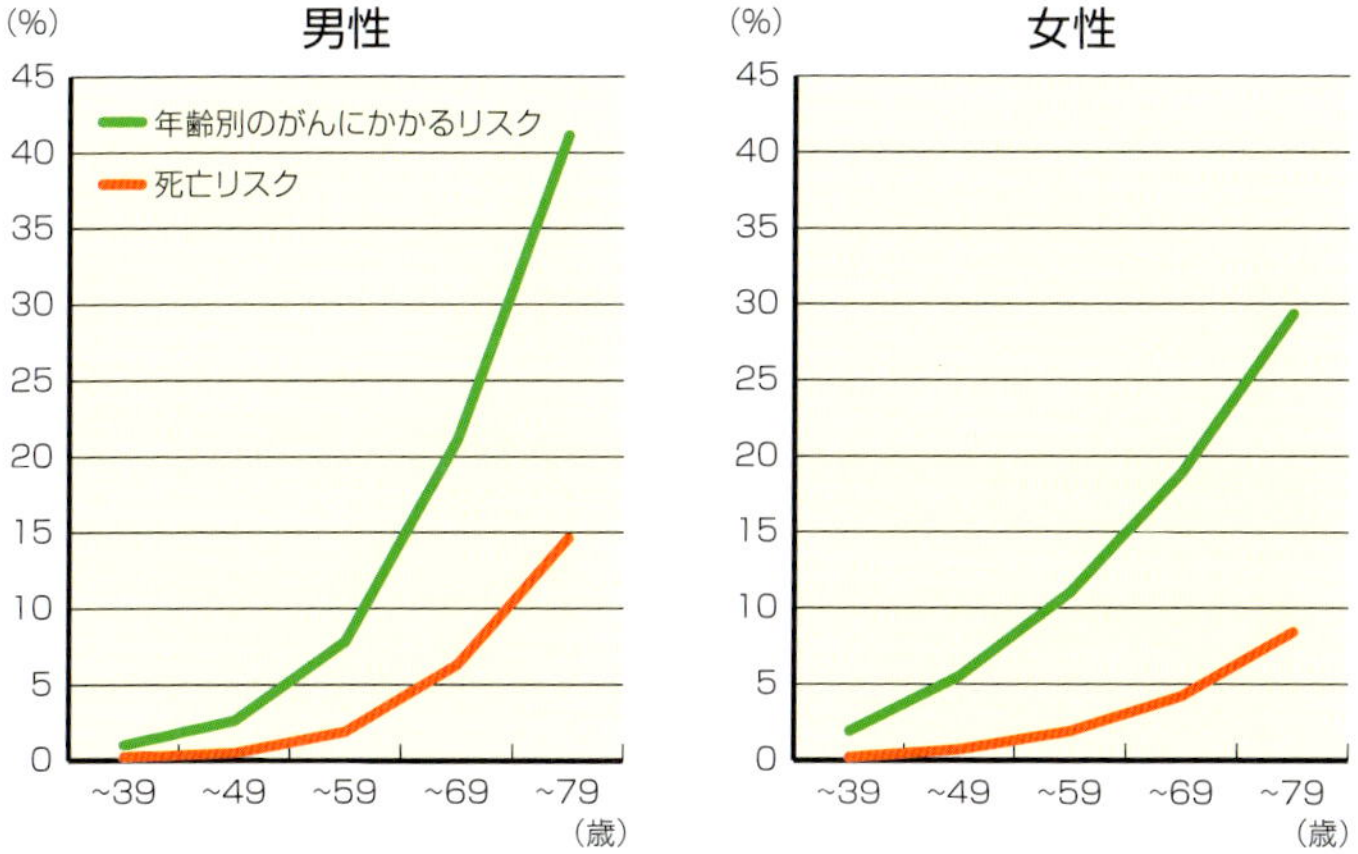

(出所)がん研究振興財団「がんの統計'17」。2013年の罹患・死亡データ

70代の免疫力はピークの10分の1

高齢になるに従ってがんにかかる人が増えてしまうことは、免疫力と大いに関係します。私たちの免疫力は20歳代が一番活発ですが、加齢と共に低下し、70歳代ではピーク時の10分の1になると言われています。すなわちがん細胞を攻撃する免疫の力は年をとるほど弱くなってしまうのです。

【米国ではがんにかかる割合が低下傾向】

（人口10万人あたりの全がん罹患数の推移）

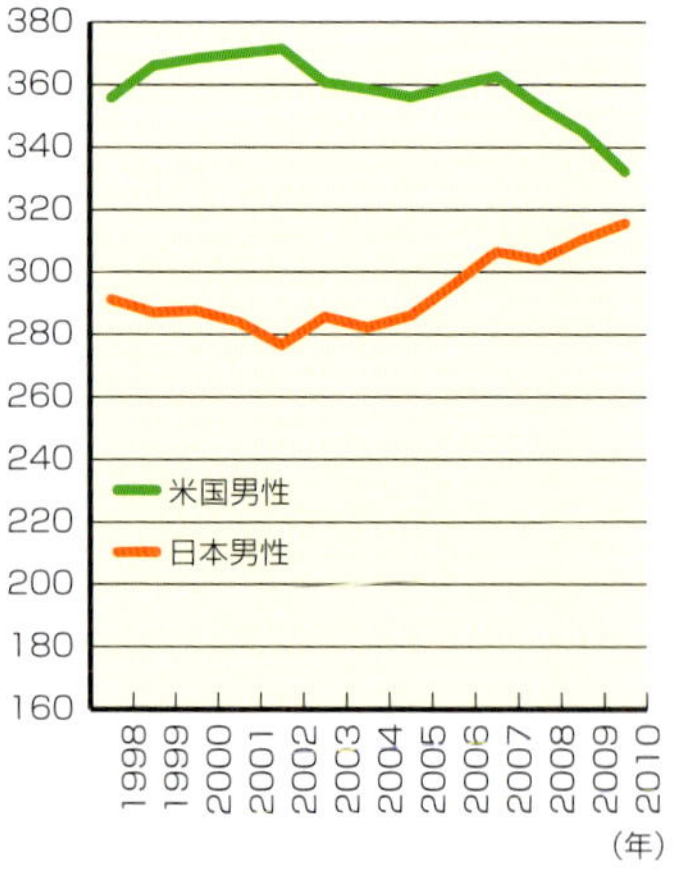

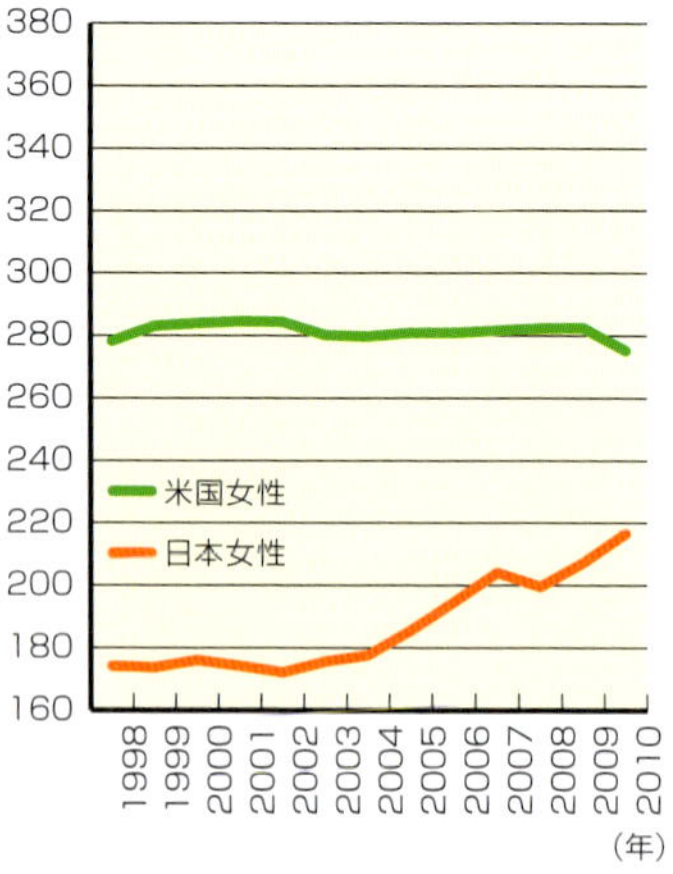

（注）WHOの統計から作成

米国ではがん死亡率が低下

とはいえ、できることはたくさんあります。実は日本と同じように高齢化が進んでいる欧米諸国では、がんになる人が減っています。二〇一九年一月に米国がん協会が発表した二〇一六年のがん死亡者数は四半世紀前から27%も減りました。がんで亡くなる人口10万人あたりの割合も日本は300人に迫る勢いで増え続けているのに対し、米国では年々低下を続け、二〇一六年には200人を切りました。米国ではなぜここまでがんが減ったのでしょうか。それはシンプルに言えば、がんを予防する上で最も大切な「生活習慣」と「早期発見」が浸透したからです。

ポイントは生活習慣と早期発見

まず生活習慣です。がんになる原因のうち、遺伝的なものは1割程度に過ぎません。つまりがんになる上でほとんどの原因は食事や運動、睡眠などの生活習慣ということです。特にがんの要因を分解すると、喫煙の有害さは明らかです。がんの原因のうち、タバコは約3割を占めると言われています。日本人の喫煙率は低下しているとはいえ、二〇一七年時点で男性は28％（女性9％）に上ります。これに対して米国の喫煙率は50年前に40％を超えていましたが年々低下し、二〇一七年には「14％」と過去最低を記録しました。特に男性に多い肺がんに加え、喫煙は発がん性物質を誘発することにより、全てのがんの進行を後押しします。

早期発見も日本が遅れている大事なポイントです。皆さんは自治体などが主催するがん検診を定期的に受けていますか？　例えば女性に多い乳がん検診の受診率は米国が81％に対し、日本はほぼ半分の41％に止まります。がん検診とは、言うまでもなく早くがんを発見するためのものです。なぜがんは早く見つけるのが大切なのでしょうか、これも具体的なデータで見てみましょう。がんの進行具合に応じた生存率の割合は「臨床進行度別5年相対生存率」というデータでまとめられています。簡単に言えばがんになって5年生きられる確率を表し、全てのがんでは62％（二〇〇六〜〇八年）です。しかし、発見が遅れて進行してしまった「遠隔」(馴染みのある言葉で言うと「転移」が進んだがんです)状態では、5年生存率は20%を切ってしまいます。「時間がない」といってがん検診を受けないことは、命を縮めてしまう恐れがあるのです。

最初の一歩は「正しい知識」

最後に、がんの一番の予防法を挙げるとすれば、それは「がんを正しく知る」ことだと思います。日本は医療技術が高く、充実した保険制度のおかげで誰もが病院にアクセスすることができます。それなのに、「医師から言われたことを理解するのは難しい」と答える人の割合が44%に達し、EU8カ国平均(15%)を大きく上回っているのです。普段から正しい医療の知識に触れていることが大切です。

これからの「がん免疫療法」の考え方
治療から予防へ

がんの原因はほとんどが生活習慣です。そして免疫力も生活習慣によって強くもなりますし、逆に弱くなってしまう場合もあります。例えば「笑い」は免疫力を高める効果が確認されています。大阪国際がんセンターの研究グループは、57人のがん患者を「落語や漫才などのお笑いを見るグループ」と「見ないグループ」に分けて、NK細胞の変化を調べました。するとお笑いを見たグループはNK細胞が1・3倍まで増えた人がいた一方、見なかったグループに変化はありませんでした。笑いのない生活、つまりストレスがたまると、NK細胞は働きが落ちてしまうのです。

では、こうした免疫パワーをがんの予防に活かすにはどうしたらいいのでしょうか?

がんの予防は栄養から

がんの予防では、栄養という観点が欠かせません。効果を挙げている国は米国です。米国は一九九〇年代から「five a day=1日5皿以上の色のついた野菜・食物を摂る」という運動を始め、緑黄色野菜の摂取を国民に推奨しました。すると米国人の1人あたりの野菜消費量は年々増加し、一九九五年には日本を逆転しました。こうした栄養状態の改善は米国でのがん予防に効果を挙げているとされ、二〇一九年一月に米国がん協会が発

【野菜摂取量の推移　日米比較】

（1人1年あたり）

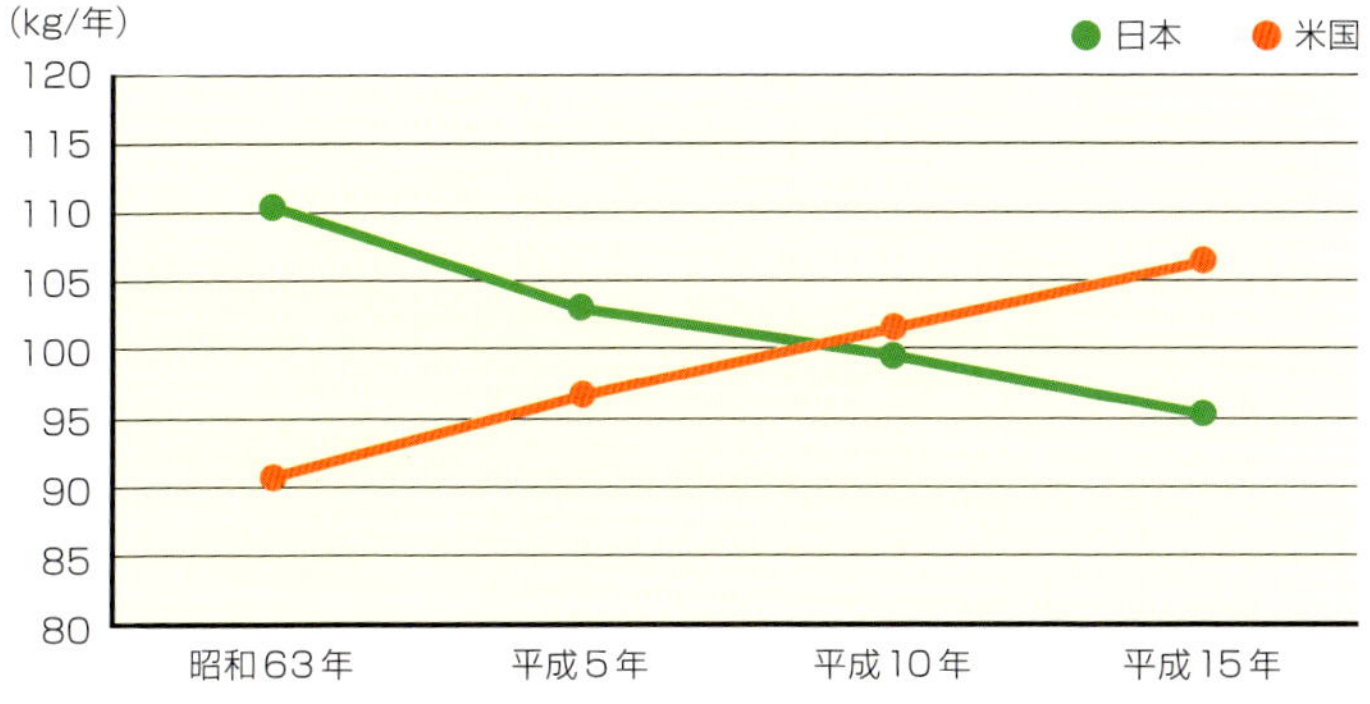

資料：農林水産省「食料需給表」、FAO「Food Balance Sheet」（供給純食料ベースの比較）
（注）米国の値は供給粗食料に当該年の日本の歩留まりを乗じて算出

表したデータによると、一九九二年から二〇一七年にかけて、がんによる死亡者数は27%も減少しました。この25年間は、米国の野菜消費量が増えた時期とちょうど重なります。

米国が野菜の摂取を推奨したのは、野菜に含まれる「フィトケミカル」が免疫力を高める作用に注目したからです。フィトケミカルについては第3章でも説明しましたが、食物繊維やポリフェノール、そしてβ-グルカンなど、エネルギー源とは別に体の調子を整える栄養素を指します。特にβ-グルカンならば、小腸から体内に吸収できればNK細胞など免疫システム全体を強くする作用が期待できます。米国の最新の研究では、パン酵母から取り出したβ-グルカンである「GPS（グルコポリサッカロイド）」が自然免疫を高める効果も発見されています。食事と栄養を通じたがん予防はまだ発展途上の領域ではありますが、エビデンスが確立しているものについては利用しない手はないでしょう。

超微粒子β-グルカンへの期待食品であることのメリット

免疫力を高める「超微粒子β-グルカン」には大きく三つの点から、効果が期待されています。

まず一つめは、がん患者さんの補助食品としての効果です。第4章で詳しく述べたとおり、超微粒子β-グルカンを飲んだがん患者さんの生活の質が高まったことは大規模な臨床試験で効果が示されています。特に多くの人が苦しめられる抗がん剤の副作用については、β-グルカンによる軽減効果は有意です。実際、二〇一七年秋頃に小細胞肺がんと診断された50代の女性から話を聞いてみると、抗がん剤の服用後に吐き気や食欲不振に苦しめられたと言います。女性は親戚のすすめで抗がん剤治療をしながら超微粒子β-グルカンの服用をはじめました。すると「吐き気が和らぎ、それまで受け付けなかった出汁類など、食べ物の味も楽しめるようになった」と話していました。

二つめに期待されるのは、がんの予防です。人体にもともと備わっている自然免疫のシステムは、老化やストレスによって損なわれてしまいます。これは遺伝子のコピーミスであるがん細胞の発生を見つけ、戦う能力が衰えてしまうということでもあります。したがって年齢が上がるほど免疫力が落ちてしまう分を、何かで補うことが健康であるためには必要なのです。その何かは、人によっては運動かもしれません、お笑い番組を見る事かもしれません。しかし最も効果的と考えられるのは、免疫パワーを高める食品を定量摂取する事でしょう。NK細胞など免疫力の向上効果が確認されている超微粒子β-グルカンもそうした選択肢の一つとなりうるのです。

最後に超微粒子β-グルカンには、がん予防以外にも効果が実証されています。それはスギ花粉症やダニ、ハウスダストなどのアレルギー対策です。二〇〇七年に明治鍼灸大の山田潤先生らが手がけた研究によると、春の時期に眼のアレルギーを起こす60人の男女が超微粒子β-グルカンを2ヶ月服用したところ、24%の人に症状改善の顕著な効果がありました。「効果あり」「何となく効果あり」を含めると、被験者のうち70%の人のアレルギーが和らいだのです。山田先生らによるこの研究データは、二重盲検無作為比較臨床試験というエビデンスレベルの最も高い臨床試験によって導き出されたもので、この論文は二〇〇八年度の日本眼科学会学術奨励賞を受賞しています。アレルギーは医学的には、特定の外敵に対して免疫が異常な反応を示してしまう事を指します。免疫力を高めておくことは、こうした異常を抑える効果も期待できるのです。

【巻末資料】

～医学専門誌に掲載された
「超微粒子β-グルカン含有食品」
に関するエビデンス（例）～

医学専門誌に掲載された「超微粒子β-グルカン含有食品」に関するエビデンス(例)

【基礎・臨床基礎研究(動物・ヒト)】

原著

著者		タイトル	雑誌名	巻	頁	年	区分		
須賀泰世	味の素(株)・他	微粒子化キノコエキスのマウス担癌モデルにおける抗腫瘍効果	Biotherapy	17	267-73	2003	基礎	薬効	
須賀泰世	味の素(株)・他	マウス白血球のβ-1,3-グルカン結合能測定法とその意義	Biotherapy	19	197-203	2005	基礎	分析	
須賀泰世	味の素(株)・他	抗腫瘍効果発現におけるβ-1,3-グルカンの粒子径の重要性	Biotherapy	19	273-8	2005	基礎	薬効	
須賀泰世	味の素(株)・他	ヒト単球のレンチナン結合能測定法ならびに簡便法の確立	Biotherapy	20	79-83	2006	臨床	分析	
丸山正二	近畿大学・他	担癌マウスにおけるLentinanとミセラピストの抗腫瘍効果について	癌と化学療法	33	1726-9	2006	基礎	薬効	
安保徹	新潟大学・他	Potentiation of intestinal immunity by micellary mushroom extracts	Biomed. Res.	28	71-7	2007	基礎	薬効	
須賀泰世	味の素(株)・他	ヒト末梢血由来のCD14陽性単球におけるレンチナン結合様式の検討	Biotherapy	21	425-30	2007	臨床	分析	

総説

著者		タイトル	雑誌名	巻	頁	年	区分		
梶浦正俊	味の素(株)・他	ナノテクノロジーによる機能性食品の開発	Fragrance J.	32	87-96	2003	基礎 臨床	薬効	
國場幸史	味の素(株)・他	機能性食品のEBMに根ざした研究方法	機能性食品と薬理栄養	1	201-6	2003	基礎	薬効	
梶浦正俊	味の素(株)・他	微粒子化β-グルカン(Lentinan)含有機能性食品の研究開発	化学工業	55	58-66	2004	基礎 臨床	薬効 安全性	
須賀哲也	味の素(株)	免疫賦活成分β-グルカン(Lentinan)含有機能性食品の研究開発	日本食品保蔵科学会誌	30	301-10	2004	基礎 臨床	薬効 安全性	
須賀哲也	味の素(株)・他	Lentinan(β-1,3-glucan)含有食品:超微粒子β-グルカン	機能性食品と薬理栄養	2	219-27	2005	基礎 臨床	薬効	
須賀哲也	味の素(株)	食品とナノテクノロジー～「フード・フォラム・つくば」 微細化技術による機能性食品の研究開発	食品と開発	41	4-6	2006	基礎 臨床	薬効	

【臨床研究(癌に対する有用性)】

原著

著者		タイトル	雑誌名	巻	頁	年	区分		
岡正朗	山口大学・他	微粒子化 Lentinan(β-1,3-glucan)含有食品の癌患者における安全性および有用性の検討 ―全国多施設統一プロトコル研究―	Biotherapy	20	590-606	2006	臨床	薬効 安全性	進行癌
礒田憲夫	自治医科大学・他	免疫賦活成分 Lentinan(β-1,3-glucan)含有食品の切除不能および再発肝細胞癌患者における安全性および有用性の検討	Biotherapy	21	197-205	2007	臨床	薬効 安全性	肝細胞癌
清水京子	東京女子医科大学・他	免疫賦活成分 Lentinan(β-1,3-glucan)含有食品の切除不能および再発膵癌患者における安全性および有用性の検討	Biotherapy	21	187-95	2007	臨床	薬効 安全性	進行膵癌
吉野茂文	山口大学・他	切除不能および再発胃癌に対する免疫賦活成分レンチナン含有補助食品の有効性に関する検討	Biotherapy	21	265-73	2007	臨床	薬効 安全性	進行胃癌
硲彰一	山口大学・他	切除不能および再発大腸癌における免疫賦活成分レンチナン含有食品摂取による Quality of Life (QOL)の変動と生存期間の検討	Biotherapy	21	275-84	2007	臨床	薬効 安全性	進行大腸癌
武田力	大阪ガン免疫化学療法センター・他	免疫賦活成分 Lentinan含有食品の切除不能および再発乳癌に対する有効性の検討	Biotherapy	22	177-84	2008	臨床	薬効 安全性	進行乳癌
赤路眞佐子	坂崎診療所腫瘍免疫治療センター・他	免疫賦活成分 Lentinan(β-1,3-glecan)の微粒子化分散製剤の進行癌患者における有効性の検討	薬理と臨床	18	307-15	2008	臨床	薬効 安全性	主に肺癌
礒田憲夫	自治医科大学・他	Clinical Efficacy of Superfine Dispersed Lentinan(β-1,3-glucan) in Patients with Hepatocelluler Carcinoma	Hepato-Gastro-enterol	56	437-41	2009	臨床	薬効 安全性	肝細胞癌
清水京子	東京女子医科大学・他	Efficacy of Oral Administered Superfine Dispersed Lentinan for Advanced Pancreatic Cancer	Hepato-Gastro-enterol	56	240-4	2009	臨床	薬効 安全性	進行膵癌
硲彰一	山口大学・他	Efficacy of Orally Administered Superfine Dispersed Lentinan (β-1,3-Glucan) for the Treatment of Advanced Colorectal Cancer	Anticancer Res	29	2611-8	2009	臨床	薬効 安全性	進行大腸癌
吉野茂文	山口大学・他	Improvement of QOL and Prognosis by Treatment of Superfine Dispersed Lentinan in Patients with Advanced Gastric Cancer	Hepato-Gastro-enterol	57	172-7	2010	臨床	薬効安全性	進行胃癌
八木雅夫	公立松任石川中央病院・他	進行消化器癌に対する S-1を含む化学療法の副作用対策―微粒子化分散レンチナンとの併用	癌と化学療法	37	457-62	2010	臨床	薬効安全性	

症例報告

著者		タイトル	雑誌名	巻	頁	年	区分		
清宮和之	清宮医院・他	肺癌切除後の患者に対する "Lentinan (β-1,3-glucan)含有食品:超微粒子β―グルカン"の使用経験	Biotherapy	19	279-82	2005	臨床	薬効	肺癌
鈴木和信	ヒューマントラストクリニック	超微粒子β―グルカン(Lentinan)を含有する機能性食品の長期摂取により良好な経過が得られた切除不能肝細胞癌の1例	Biotherapy	19	283-7	2005	臨床	薬効	肝細胞癌
渡辺晴司	井上病院	微粒子化β―グルカン(Lentinan)含有機能性食品(Lentinan(β-1,3-glucan)含有食品)と経口抗がん剤との併用療法の症例検討	薬理と臨床	15	571-5	2005	臨床	薬効	結腸癌, 膵癌

医学専門誌に掲載された「超微粒子β-グルカン含有食品」に関するエビデンス(例)

【臨床研究(アレルギーに対する有用性)】

原著

著者		タイトル	雑誌名	巻	頁	年	区分		
山田潤	明治鍼灸大学・他	Alleviation of seasonal allergic symptoms with superfine β-glucan: A randomized study	J. Allergy Clin. Immunol.	119	1119-26	2007	臨床	薬効	花粉症
佐山浩二	愛媛大学・他	超微粒子β-グルカン(Lentinan)を用いたアトピー性皮膚炎に対する多施設共同臨床研究	西日本皮膚科	70	313-8	2008	臨床	薬効 安全性	アトピー性皮膚炎

総説

著者		タイトル	雑誌名	巻	頁	年	区分		
山田潤	明治国際医療大学	微粒子化β-(1,3)-グルカン服用によるアレルギー症状緩和療法	日本眼科学会雑誌	113	1082-7	2009	臨床	薬効	花粉症

【安全性(基礎・臨床)】

原著

著者		タイトル	雑誌名	巻	頁	年	区分		
小田切泰輝	味の素(株)・他	微粒子化 Lentinan(β-1,3-glucan)含有食品の変異原性試験 ー復帰変異試験, 染色体異常試験, 小核試験ー	Biotherapy	20	557-67	2006	基礎	安全性	
小田切泰輝	味の素(株)・他	微粒子化 Lentinan(β-1,3-glecan)含有食品のラットを用いた飲水投与による4週間反復投与試験	Biotherapy	20	568-77	2006	基礎	安全性	
小田切泰輝	味の素(株)・他	微粒子化 Lentinan(β-1,3-glucan)含有食品の安全性試験 ー健康成人における反復摂取試験ー	Biotherapy	20	578-89	2006	臨床	安全性	
柴田宏	島根大学・他	茸成分を含む健康食品中のβ-グルカン濃度の測定と経口摂取後の血中濃度変化についてー日臨技特別研究報告ー	医学検査	59	412	2010	臨床 基礎	分析	

【その他】

総説

著者		タイトル	雑誌名	巻	頁	年	区分		
吉野茂文	山口大学・他	Biotherapy Frontier 2005 非特異的免疫療法	Biotherapy	19	143-50	2005	臨床	薬効	
羽室淳爾	慶應義塾大学	Th1/Th2反応の基礎と新しい展開	Surgery Frontier	12	8-18	2005	基礎 臨床	薬効	
奥村康	順天堂大学	統合医療のための免疫療法	日本統合医療学会誌	2	18-24	2009	臨床	薬効 安全性	

特別寄稿

著者		タイトル	雑誌名	巻	頁	年	区分		
羽室淳爾	慶應義塾大学	癌免疫療法剤「レンチナン」の新たなうねり　ー経口レンチナンの誕生ー	癌と化学療法	32	1209-15	2005	基礎 臨床	薬効	

コラム

著者		タイトル	雑誌名	巻	頁	年	区分		
羽室淳爾	慶應義塾大学	レンチナンの開発と漢方ー千原呉郎のロマン	Biotherapy	20	20-1	2006	基礎 臨床	薬効	

おわりに

免疫システムは数万年にわたる人類の進化の過程で、私たちの祖先が体に蓄えてくれた知恵と言えます。私たちの体内に何種類もの免疫細胞が存在するのは、祖先がいくつもの病気を乗り越え、病気と戦う術を自然免疫という形で残してくれたからです。

まずは祖先が残してくれた免疫という遺産を大切に守ることが健康に生きるための第一歩と言えるでしょう。免疫システムを保持するための方法はシンプルです。不規則な生活習慣やストレスを避け、野菜を中心に栄養バランスのとれた食事をとることです。多くの種類の栄養を摂取することは、腸内に多くの種類の腸内細菌を育て、免疫細胞の働きを活性化してくれます。

ただし私たちは祖先とは違った環境変化にも直面しています。その最も大きな変化は「高齢化」と言えるでしょう。長生きをすればするほど、免疫パワーは低下し、がん細胞の増殖を抑える力も弱くなります。高齢化とがんの増加を切り離して考えることはできません。しかし、諦める必要もないのです。科学の進歩により「どうすれば免疫システムが活性化するか」が分かってきたからです。本書で紹介したβ-グルカンのように、日々の定量摂取によって免疫の働きを高められる食品が、少しずつ市場にも出回ってきました。

大切なことは、科学の進歩を正しく理解することでしょう。医学の世界では、大規模な臨床試験で効果が確認された治療法だけが「根拠のある医療」とされています。そうした見極めは、一般の方が薬や食品の選択をする上でも同じです。特に「最新」をうたった薬や食品に手を伸ばそうとするとき、立ち止まってみてください。効果はどうやって確かめられたのか？　臨床試験はどのくらいの規模で実施されたのか？　そうした疑問を持ち、答えを探ることこそ、健康への近道と言えるでしょう。本書が皆さんにとって、健康になるための「立ち止まり」のきっかけになることを願っています。

[参考文献]

◆羽室淳爾 著「生体防御とがん」、講談社、東京(1994年)

◆岡正朗ほか 著「微粒子化Lentinan(β-1,3-glucan)含有食品の癌患者における安全性および有用性の検討　−全国多施設統一プロトコル研究−」Biotherapy(2006年)

◆須賀哲也 著「免疫賦活成分β-グルカン(lentinan) 含有機能性食品の研究開発」、日本食品保蔵科学会誌(2004年)

◆須賀哲也ほか 著「Lentinan(β-1,3-glucan)含有食品:超微粒子β−グルカン」、機能性食品と薬理栄養(2005年)

◆Yamada J., et al. J. Allergy Clin. Immunol. 2007 Mar 20

◆厚生労働省がん研究助成金　がんの代替療法の科学的検証と臨床応用に関する研究班、独立行政法人国立がん研究センターがん研究開発費　がんの代替医療の科学的検証に関する研究班　編「がんの補完代替医療 ガイドブック 第3版」2012年

◆厚生労働省ホームページ「全国がん罹患数　(2016年速報)」
https://www.mhlw.go.jp/content/10900000/000468976.pdf

◆厚生労働省ホームページ「平成29年簡易生命表の概況」
https://www.mhlw.go.jp/toukei/saikin/hw/life/life17/index.html

◆国立がん研究センターがん対策情報センターホームページ「がんの統計 '17」
https://ganjoho.jp/reg_stat/statistics/brochure/backnumber/2017_jp.html

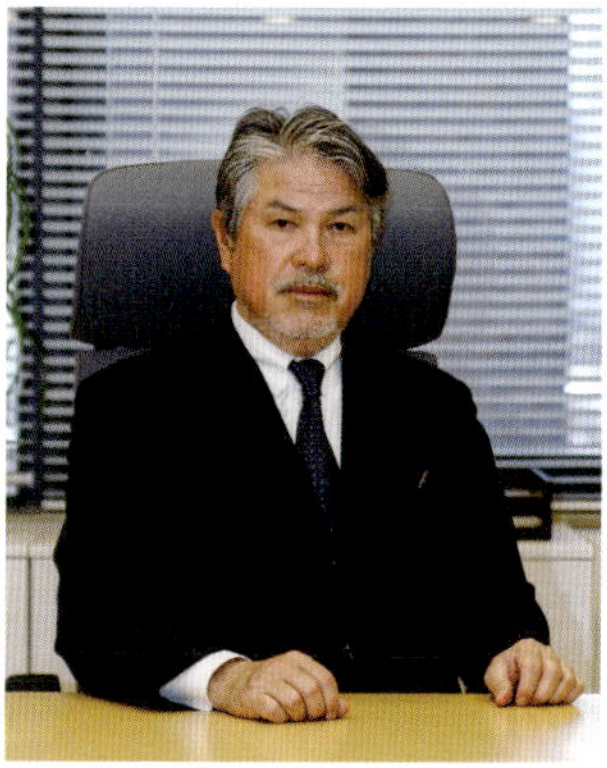

《著者略歴》

石渡一夫

（いしわた・かずお）

1952年生まれ。医学博士。東海大学基礎医学系生体構造機能学研究員。東京農業大学応用生物学部栄養科学科非常勤講師。日本機能性食品医用学会評議員。医学出版の株式会社ジェフコーポレーション（東京都港区）代表取締役。食品の健康エビデンスの研究を専門とし、植物スタノールエステルの血清脂質に及ぼす影響の研究や、モズク由来で抗がん効果があるとされる硫酸化多糖「フコイダン」実証研究など多くの研究実績を有する。
また、レーシングヨット「propaganda」のオーナーとして、全日本選手権優勝等の成績を収めている。

免疫パワーでがんと戦う
ホンモノ健康食品β-グルカンとは?

初版発行　2019年6月7日
著者　石渡一夫
発行所　株式会社ジェフコーポレーション
〒105-0004 東京都港区新橋5-20-3 新橋STビル4F
TEL:03-3578-0303
発売所　株式会社 舵社
印刷所　株式会社 シナノ

Printed in Japan　ISBN 978-4-8072-6411-7